中医药畅销书选粹·特技绝活

神奇醋蛋治百病

马立森　阎洪琪　主编

中国中医药出版社·北京

U0346251

图书在版编目（CIP）数据

神奇醋蛋治百病/马立森，阎洪琪主编．—3 版．—北京：中国中医药出版社，2017.7（2024.1 重印）

（中医药畅销书选粹．特技绝活）
ISBN 978 - 7 - 5132 - 4335 - 3

Ⅰ．①神…　Ⅱ．①马…　②阎…　Ⅲ．①食物疗法 - 验方
Ⅳ．①R247.1

中国版本图书馆 CIP 数据核字（2017）第 147120 号

中国中医药出版社出版

北京经济技术开发区科创十三街 31 号院二区 8 号楼
邮政编码　100176
传真　010-64405721
廊坊市祥丰印刷有限公司印刷
各地新华书店经销

开本 880×1230　1/32　印张 9.5　字数 250 千字
2017 年 7 月第 3 版　2024 年 1 月第 4 次印刷
书　号　ISBN 978 - 7 - 5132 - 4335 - 3

定价　30.00 元
网址　www.cptcm.com

社 长 热 线　010 - 64405510
购 书 热 线　010 - 89535836
侵 权 打 假　010 - 64405753

微信服务号　zgzyycbs
微商城网址　https：//kdt.im/LIdUGr
官方微博　http：//e.weibo.com/cptcm
天猫旗舰店网址　https：//zgzyycbs.tmall.com

如有印装质量问题请与本社出版部联系（010 64405510）
版权专有　侵权必究

出版者的话

　　中国中医药出版社作为直属于国家中医药管理局的唯一国家级中医药专业出版社，自创办以来，始终定位于"弘扬中医药文化的窗口，交流中医药学术的阵地，传播中医药文化的载体，培养中医药人才的摇篮"，不断锐意进取，实现了由小到大、由弱到强、由稚嫩到成熟的跨越式发展，短短的 20 多年间累计出版图书 3600 余种，出书范围涉及全国各级各类中医药教材和教学参考书；中医药理论、临床著作，科普读物；中医药古籍点校、注释、语译；中医药译著和少数民族文本；中医药政策法规汇编、年鉴等。基本实现了"只要是中医药书我社最多，只要是中医药教材我社最全，只要是中医药书我社最有权威性"的目标，在中医药界和社会上产生了广泛的影响。2009 年我社被国家新闻出版总署评为"全国百佳图书出版单位"。

　　为了进一步扩大我社中医药图书的传播效应，充分利用优秀中医药图书的价值，满足更多读者，尤其是一线中医药工作者的需求，我们在努力策划、出版更多更好新书的同时，从早期出版的专业学术图书中精心挑选了一批读者喜欢、篇幅适中、至今仍有很高实用价值和指导意义的品种，以"中医药畅销书选粹"系列图书的形式重新统一修订、刊印。整套图书约100种，根据内容大致分为七个专辑："入门进阶"主要是中医入门、启蒙进阶类基础读物；"医经索微"是对中医经典的体悟、阐释；"名医传薪"记录、传承名医大家宝贵的临证经验；"针推精华"精选针灸、推拿临床经验；"特技绝活"展现传统中医丰富多样的特色疗法；"方药存真"则是中药、方剂的精编和临床应用；"临证精华"汇集临床各科精妙之法。可以说基本涵盖了中医各主要学科领域，对于广大读者学习中医、认识中医和应用中医大有裨益。

今年是"十二五计划"的开局之年，我们将牢牢抓住机遇，迎接挑战，不断创新，不辱中医药出版人的使命，出版更多、更好的中医药图书，为弘扬、传播中医药文化知识作出更大的贡献。

中国中医药出版社

2011 年 12 月

内 容 提 要

　　本书详细阐述了醋、蛋和醋蛋的功效、用法、用量与现代研究，精选了古今醋、蛋、醋蛋食疗验方1100多首，对其组成、制用法、适应证等，作了通俗详尽的介绍，涉及内、外、皮肤、妇、儿、五官、肿瘤诸科200多种病症的治疗，所选验方简便，安全有效。

　　本书内容丰富，通俗易懂，简明实用。它既可作为广大基层医务人员临床诊治疾病的参谋，又可作为普通家庭保健养生，自我诊疗的实用手册。

前　言

　　中医食疗法历史悠久，源远流长，是中医药宝库中闪光的瑰宝之一。它上起远古，下用于今，对疾病的预防和治疗以及对身体的保健，都有着显著的效果，并积累了丰富的经验。

　　本书着重论述醋、蛋和醋蛋的功效、主治、有效成分、用法用量、注意事项、保鲜方法和临床具体应用。醋不单单作为调料之用，而且还可用于保健、防病和治疗。其味酸性温，"能消肿，散水气，杀邪毒，理诸药"。善治腮腺炎、体癣、甲癣、胆道蛔虫症、毒虫叮咬、腰腿疼痛、失眠、眩晕。若将醋用于中药的炮制（醋炙），还能改善药物性能，增加疗效。简单成方，又能预防和治疗各种疾病。蛋也称为卵，蛋分蛋白和蛋黄，以鸡蛋使用为最。"卵白象天，其气清，其性微寒，卵黄象地，其气浑，其性温；卵则兼黄白而用之，其性平。精不足者，补之以气，故卵白能清气，治伏热、目赤、咽痛诸疾；形不足者，补之以味，故卵黄能补血，治下痢、胎产诸疾；卵则兼理气血，故治上列诸疾也。"至于蛋壳与内膜，也为疗疾佳品。若将蛋简单配伍，适当应用，又能起到保健及预防和治疗各种疾病的作用。醋蛋即醋与蛋的复合制品，经特制后，不仅综合了醋和蛋的营养成分和食疗作用，而且鸡蛋在醋的作用下，使鸡蛋原来的成分发生了质的变化，使不易被胃肠吸收的大分子，变成了能被吸收且有利于人体利用的成分，还有小量新加有效成分被人体吸收利用，有益于机体的健康，并能防治各种疾病。

　　本书精选了历代医籍文献所载的醋、蛋、醋蛋方和笔者的验方，并以〔组成〕、〔制用法〕、〔适应证〕的方式，分类编排于内、外、皮肤、骨、妇、儿、五官科诸病之下，患者自己可直接应用，也可在医生的指导下治疗，但对少数有毒性的药物如斑蝥、巴豆、轻粉、壁虎等，须在医生的指导下应用。

　　由于编者水平有限，经验不足，书中疏漏在所难免，望专家、读者提出宝贵意见，以便再版时修订提高。

编　　者

目　录

绪　论

中国传统的食疗法，历史悠久，源远流长，是中医药宝库中熠熠闪光的瑰宝。它的起源可追溯到远古，当人们在与自然和疾病作斗争的过程中，会自觉或不自觉地掌握一些饮食疗法。随着生产的不断发展、科学文化的进步，食物疗法陆续见诸文献记载。公元前1058年的《周礼》一书中就有关于醋的记载。从长沙马王堆汉墓出土的《五十二病方》，到现代各种中医药学著作，鸡蛋食疗每每可见。中医食疗法通过历代医家创造性的劳动，不断地从民间广泛搜集有效的疗法，继承和汇集了前人的经验，使这一治法成为中医学的重要组成部分。

特别是20世纪抗生素问世以来，化学药品在控制、征服人类许多疾病，甚至在癌症方面，都取得了巨大的成功。但是化学药品给人们带来的副作用及危害也越来越严重。因而，"回归自然"、"从自然界寻找祛病延年的药物"，已成为当今世界医药发展的一个新趋势。

醋的内服外用法，各种蛋类的疗法、醋蛋疗法是当今令人瞩目、受青睐的饮食疗法。它既可治病，又可防病，且取材方便，制作简易，服用安全，深受广大群众欢迎，在人民群众的医疗保健中发挥了重要作用。

醋

人类食用醋的历史非常悠久，有人认为约有一万多年。有关醋的文字记载的历史，至少也有三千年以上，是和食盐一样属于最古老的调味品。

我国在数千年前已经可以掌握谷物酿醋的技术。公元前1058年周公所著《周礼》一书就有关于酿醋的记载，春秋战国时代已出现专门酿醋的作坊。《齐民要术·作酢法》云：

"酢，今醋也。"

醋是以米、麦、高粱或酒、酒糟等酿成的含有乙酸的液体。古代称为"苦酒"、"淳酢"、"酢酒"、"醯"、"米醋"等。

随着科学技术的发展和生产力的进步，醋的品种越来越繁多。因其产地和风味的不同，目前在我国最有名的食醋有以下几种：山西老陈醋、江苏镇江醋、四川保宁醋、河南正阳伏陈醋、北京熏醋、山东乐口醋、浙江温州醋、辽宁速酿醋、福建红曲老醋等。这几种食醋不但品质上乘，而且历史久远，深受人们喜爱。特别是山西老陈醋，始创于清初顺治年间，以其特有的醇香美味而闻名于国内外，至今已享有三百多年声誉。

食醋作为一种传统的酸性调味佐料，在人们的日常生活中占有重要的位置。李时珍曰："刘熙释名云：醋，措也。能措置食者也。"常言道，"民以食为天"，"开门七件事——柴米油盐酱醋茶"。烹调菜肴时加醋，不但能去腥解腻，增加菜肴的色、香、味，而且能使其中的营养成分免受损失，使动物食品中的钙质溶解被人体利用；用醋浸渍食物，既增加了食物风味，又能起防腐作用；人们最常吃的醋伴凉菜，不仅味鲜可口，醋还能帮助杀菌，避免肠道传染病的发生。

食醋本身也含有许多对人体有益的营养成分。如合成蛋白质的基本物质十八种游离氨基酸，其中包括人体自身不能合成、必须由食物提供的八种氨基酸，在醋中都有存在，醋中含有的糖类物质如葡萄糖、果糖、麦芽糖等是人体活动的重要能源之一，醋中含有的维生素 B_1、维生素 B_2、维生素 C 等，在人体生命活动中有着重要作用；醋中还含有丰富的无机盐如钾、钠、钙、铁、锌、铜、磷等，都是人体生长发育、生殖和抗衰老生理过程或代谢中必不可缺少的成分。

我国很早以前就已知道食醋的药用功效。如《本草备要》中说："（醋）酸温散瘀解毒，下气消食，开胃气，散水气，治心腹血气痛，产后血晕，癥结痰癖，黄疸痈肿，口舌生疮，损伤积血，谷鱼肉菜蕈诸虫者。"《本草纲目》云："醋能消肿，散水气，杀邪毒，理诸药。"我国民间则常用醋来治疗腮腺炎、体癣、甲癣、胆管蛔虫、毒虫叮咬、腰腿疼痛等病症，均有一定的效果。用食醋浸泡的花生米，可用来治疗高血压和降低胆固醇。将醋用于中药的炮制（醋炙），还能改善药物性能，增加疗效。

世界上其他许多国家和民族对醋的药用也都积累了丰富的经验。古罗马的民间医学中广泛应用醋来治疗创伤；中世纪时，凡是因患急性传染病而死亡的人，死者用过的钱币、金属首饰等都用醋泡过再使用，以防传染。欧美人常吃醋泡面包，并且用这种面包擦嘴和鼻子来预防传染病；在日本用醋防治疾病十分流行，并将"少盐多醋"放在"长寿十训"之二的重要位置上，人们在夏季身体发热或感到疲劳不适时，常爱吃些醋。尤其是近年来，欧美及日本一些国家刮起了一股"喝醋风"，把醋的药用保健价值抬到很高的地位。

现代科学研究还证实，醋中的挥发性物质及氨基酸等能刺激人的大脑神经中枢，使消化器官分泌大量消化液，有助于消化功能的加强；醋中含有的氨基酸、醋酸、苹果酸、琥珀酸等，可提高肝脏的解毒及新陈代谢功能，从而减少肝病的发病率；醋是具有酸性的食品，可以中和人体中的碱性物质，从而维持人体内环境的酸碱平衡；醋能抑制和降低人体衰老过程中过氧化质的形成，减少老年斑，从而延缓衰老，增加寿命；醋中所含的氨基酸，除了可以促使人体内过多的脂肪转变为体能消耗外，还可使摄入的糖与蛋白质等新陈代谢顺利进行，因而具有很好的减肥作用；醋中的醋酸、乳酸、氨基酸、甘油和醛类等化合物，对人的皮肤有柔和的刺激作用，使小血管扩张，增加皮肤血液循环，并能杀死皮肤上的一些细菌，使皮肤光润，因而具有美容护肤的功效。除此之外，醋还能解酒防醉、治疗便秘和防治糖尿病，经常食醋，可使人精力充沛、体质强壮，对人的身心健康十分有益。

总之，醋在当今，已从单纯的调味品逐渐成为药疗和食疗俱佳的食物之一，而且越来越广泛地受到人们的重视。

【性味归经】

酸、苦，温。入肝、胃经。

【功能主治】

散瘀，止血，解毒、杀虫。主治产后血晕，癥瘕癥痕，黄疸，黄汗，吐血，衄血，便血，虫症腹痛，阴部瘙痒，痈疽疮肿，鲜鱼肉菜毒。

【成分】

醋的一般组成为浸膏质、灰分、挥发酸、不挥发酸、还原糖。具体物质有高级醇、3-羟基丁酮、二羟基丙酮、酪醇、乙醛、甲醛、乙缩醛、乙酸、琥珀酸、草酸及山梨糖等糖类。

以谷物醋为例，每100克中含：蛋白质0.1克、糖分1.3克、灰分0.6克、烟酸0.1克、钙2毫克、磷2毫克、铁0.1毫克、钠310毫克、维生素B_1 0.01毫克、维生素B_2 0.01毫克等。

【药理研究】

实验证明，摄入醋酸可以促进丙酮酸和草醋酸的结合，减少代谢产物乳酸的生成量，因而可以使人减少疲劳程度和使疲劳加速消除。

实验还表明，人在食用醋后，尿液的pH值向碱性方向倾斜，使尿液中的乳酸及其他的酸性物质减少，可以预防泌尿系结石的产生。

【用法】

内服：入汤剂或拌制药物。作保健饮料：每次取食醋1小酒杯，用水稀释后饮用。

外用：烧热熏嗅，含漱或和药调敷。

【注意事项】

1.脾胃湿甚，萎痹，筋脉拘急及外感初起者不宜，应慎用。诚如《黄帝内经·素问》所言："酸伤筋，过节也。"（筋病毋多食酸）《本草纲目》亦指出："酸属水，脾病毋多食酸。酸伤脾，肉皱而唇揭。"

2.醋作用强烈，但在日常食用中，也不宜过量食醋。一般来说，成人每天可摄取醋20～40毫升（最多不要超过100毫升）。老弱妇孺、病人则应根据自己的体质情况，减少用量。有的人为了治病，每天大量饮醋，这是不可取的。因此，用醋治病应持科学态度，要适度，不要急于求成。最初应该少量试服，不适应者可减少醋的用量，如仍不适，则应停服。此外，食醋后应随时漱口，以免损坏牙齿。

3. 烹调食醋，只能用铁锅，不能用铝锅和铜锅。这是因为，用铁锅烹饪时，铁元素随之溶解于食品和水中，如再加醋为佐料，则铁元素的浸出量将会增加，它有利于防治缺铁性贫血。如用铝锅烹饪，则不可加醋，因为醋会增加铝的渗出量，人体积蓄过多铝会破坏某些物质代谢中的活性，引起消化功能紊乱，还会造成脑组织损害而影响智力发展，尤其是神经系统的严重损害。醋也不能放在铜锅中烹调，因为醋能溶解铜，引起"铜中毒"。

4. 在高温季节，醋容易长霉或长醋鳗、醋虱（存在醋中的一类小昆虫），遇到这种情况，只需加热（72℃）数分钟，过滤后仍可食用。

要使醋不变质，可采用以下方法：

①在醋中加点盐。

②在醋表面滴上一层麻油。

③在醋瓶中放几瓣大蒜或一段葱白。

【文献撷萃】

1. 《本草衍义》："醋，酒糟为之，有米醋、麦醋、枣醋。米醋比诸醋最酽，入药多用之，谷气全也，故胜糟醋。产妇房中常得醋气则为佳，醋益血也。"

2. 《本草纲目》："大抵醋治诸疮肿积块，心腹疼痛，痰水血病，杀鱼肉菜及诸虫毒气，无非取其酸收之意，而又有散瘀、解毒之功。"

3. 《本草纲目》："醋，解热毒，消痈肿，化一切鱼腥水菜诸积之药也。林氏曰，酸主收，醋得酸味之正也，直入厥阴肝经，散邪敛正，故藏器方治产后血胀、血晕，及一切中恶邪气，卒时昏冒者，以大炭火入熨斗内以酽米醋沃之，酸气遍室中，血行气通痰下，而神自清矣。凡诸药宜入肝者，须以醋拌炒制，应病如神。"

4.《本草求真》："米醋，酸主敛，故书多载散瘀解毒，下气消食。且同木香磨服，则治心腹血气诸痛；以火淬醋入鼻，则治产后血晕；且合外科药敷，则治癥结痰癖、疽黄痈肿；暨口漱以治舌疮；面涂以散损伤积血，及杀鱼肉菜蕈诸毒。"

5.《医林纂要》："泻肝，收心。治卒昏，醒睡梦；补肺，发音声；杀鱼虫诸毒，伏蛔。"

6.《现代实用中药》："用于结核病之盗汗，为止汗药；又伤寒症之肠出血，为止血药。"

蛋　类

蛋类是禽类蛋卵的总称。我国在商代已有蛋类作为食品的记载，将它用于食疗，则是从汉墓出土的《五十二病方》中得到了印证。它是老幼皆知的美味佳品，不仅为人类提供了丰富的营养，而且还有很高的食疗价值，是防病治病、延年益寿的天然良药。

在中医学发展的历史长河中，积累了丰富的蛋类食疗经验，尤以鸡蛋为著。如东汉医圣张仲景在《伤寒杂病论》中，用鸡子白以清在上之热，创苦酒汤治疗少阴咽痛；用鸡子黄涵育真阴，创黄连阿胶汤治少阴病不得卧。唐代名医孙思邈在《备急千金要方》中，收录了为数可观的鸡蛋食疗方，用于治疗各种疾病。明代杰出的医药学家李时珍在《本草纲目》中不仅收载了价值很高的鸡蛋食疗方70余首，而且详论了鸡蛋的性味功能，他说："卵白象天，其气清，其性微寒，卵黄象地，其气浑，其性温；卵则兼黄白而用之，其性平。精不足者，补之以气，故卵白能清气，治伏热，目赤，咽痛诸疾；形不足者，补之以味，故卵黄能补血，治下痢，胎产诸疾；卵则兼理气血，故治上列诸疾也。"从长沙马王堆汉墓出土的《五十二病方》，到现代各种中医药著作，鸡蛋食疗每每可见。其中既涉各科疾病的治疗与预防，又涉强身健体，延年益寿，抗衰老的保健食疗。

鸡蛋虽小，何以有如此神奇的功效？中医学认为，鸡蛋为血肉有情之品，潜藏着生气，孕育着新生命，这远非无情之草木所能相比。综合历代本草专著的论述可知：鸡子白甘而微寒，质净气清，象天属阴，清润肃降；功可育阴润肺，清热解毒，行瘀止痛；善治咽痛，目赤，咳逆，下痢，疟疾，烫伤，热毒肿痛，跌打损伤，妇人难产，血晕痉强。鸡子黄甘而微温，质润气浑，象地属阴，温润振升；功可养阴血，滋形体，益精髓，补中气，息风解痉，定惊安神；善治心烦不寐，惊痫风痉，虚劳咳衄，胎漏崩冲，呕逆下痢，烫伤热疮。全卵则甘而性平，寒温协调，升降相随；功则燮理阴阳，调整升降，和气血，堪合生理之常，善治上述诸疾，故而应用广泛。至于鸡蛋壳与内膜（凤凰衣），也为疗疾佳品，功效主治详见诸方。

鸡蛋的营养成分相当丰富，经现代研究发现，它含有蛋白质、脂肪、维生素及无机盐、酵素等，这些营养素对人体的生长发育，健康长寿都有很大的作用。

蛋白质是由所组成的氨基酸种类、结构和营养的含量而决定其价值的。鸡蛋的蛋白质是食物中质量、种类和组成最优的蛋白质。故鸡蛋中蛋白质可作为其他食物中蛋白质的营养标准。其次，含蛋白质成分少的食物，如谷类、鱼类等，若和鸡蛋一起进食的话，它们就能起互补作用而提高人体对蛋白质的利用。譬如进食人体中必需氨基酸不足，或者进食蛋白质质量差的食物，就不能满足人体代谢活动的要求，但假若和鸡蛋同时进食的话，就能弥补那些不足的成分，构成完善的优质蛋白质。所以鸡蛋蛋白质在人体新陈代谢中起到促进、综合、弥补的生理作用。再者鸡蛋蛋白质是一种价廉物美的食物，比如同样数量的鸡蛋和肉类其营养价值却差别很大，即鸡蛋的营养价值要比同量肉类的营养价值要高，故值得提倡食用。

脂肪约占全蛋的 10%，绝大部分集中在蛋黄中。蛋白（亦叫蛋清）中几乎没有脂肪。鸡蛋中脂肪的主要成分是磷脂和胆固醇。磷脂是蛋黄的主要成分，它起乳化作用，进入人体中的磷脂所分离出来的胆碱，具有防止衰老的作用。

胆固醇也是人体生理所必需的物质之一。人体自身合成的胆固醇是不够用的，大约有 1/3 还需要从食物中摄取。胆固醇对人体有如下作用：它是构成雌性激素、维生素 D 及胆汁的原料，前两种物质在人体生长发育、生殖等生理过程中起重要作用，后一种物质在消化中起乳化脂肪的作用，可加强小肠对脂肪的消化和吸收。此外，胆固醇还有保护作用，例如它附在红细胞表面就可防止破坏红细胞的侵害因素。另外，它附在脆弱的血管壁上可加固血管的强度，防止破裂。胆固醇在血管壁上沉积过多，固然是产生动脉硬化的诱因，如果血管不够坚固，同样容易引起血管破裂，造成脑出血等疾患。故"物无善恶，过则成灾"，"水能载舟，亦能覆舟"。意在强调适量为度，生活中只要不摄取过多的胆固醇，不仅不可怕，而且是必要的。只要注意从食物中适度地吸取营养素，完全可以做到增进健康和防治疾病。

维生素在鸡蛋中很丰富，特别是维生素 A 和 B_2，都贮存在蛋黄中，维生素 B_2 在蛋白中也有。维生素是孵出小鸡所必需的营养物质，同时也是新陈代谢中不可缺少的成分，故人体对它需要量也较大。如一天进食两枚鸡蛋，那么摄取的维生素 A 已相当于一天所需的 50%，维生素 B_2 也是如此。

无机盐中铁也全贮存在蛋黄中，铁元素在人体中起造血和血中运输氧和营养物质的作用，故对人体健康有重要意义，铁质不足是贫血的原因之一。鸡蛋里还有磷质，它可构成人体必需的磷酸，且在供能和维持内环境稳定中都是不可缺乏的物质。此外还有钙、钾、钠，在人体代谢中都是一些必需的物质。

鸡蛋蛋白中含有一种酵素，它具有溶菌作用。鸡蛋壳有许多微小透气孔，尽管细菌可通过气孔进入蛋内，但由于酵素有溶解细菌的作用，鸡蛋仍不容易被破坏变质。煮熟的鸡蛋容易腐败，就是由于蛋中酵素失去作用所致。酵素进入人体内还能培养乳酸菌，这也是制约其他细菌的作用。

附：鲜蛋的挑选及保鲜方法

蛋类用于食疗配方，毫无疑问，应该选用新鲜的蛋类。散黄蛋不宜用，腐败、变质的蛋绝对不能用。按照传统的习惯，宜用红壳的蛋，最好用黑母鸡生的蛋。

到市场上购买蛋类，选用新鲜蛋，一般可作外观或灯光检查。鲜蛋壳上有一层霜状物，壳完整，坚固无裂纹，无霉点，有光泽；灯光透视时（也可用手微握成拳状，握住鸡蛋对着太阳照），整个蛋是微红色，蛋黄不见或微见暗影。除了用灯光照蛋外，还可以将蛋放入盐水中，新鲜的蛋沉到水底，不新鲜的蛋则浮在水面上。

新鲜蛋怎样保鲜呢？

1. 把鲜蛋埋在盐里，能久藏不坏。

2. 将蛋的尖端向下，埋在草灰中。

3. 在蛋壳上涂一层凡士林或石蜡，可防止细菌进入蛋内。

4. 把新鲜蛋在碱的稀溶液里浸一下即取出，可防止虫咬或细菌侵入，能保存两三个月。

5. 将黄沙过筛晒干凉透，把鸡蛋埋在黄沙里，每月翻动一次，可保存 3 ~ 4 个月。

6. 将新鲜蛋放在冰箱的冷藏室贮蛋器内，也能保鲜 2 个月。

7. 在鲜蛋上涂一层食油，可以防止蛋壳内二氧化碳和水的蒸发，并能制约细菌侵入，夏天可保存一个月以上。

醋　蛋

醋蛋是选用新鲜的蛋类，每只蛋用 100 ~ 180 毫升的醋浸 48 小时后，将蛋打破，再浸 24 小时后饮服的一种特制蛋。

其中的醋要选用优质醋，9 度无色优质醋用于浸蛋最好。

如无9度醋，亦可选用当地优质醋（如四川保宁醋、镇江香醋、山西老陈醋、上海香醋、北京宣武醋等），但浸泡时间应适当延长（以蛋壳软化为度）。

因醋蛋是一种保健食品，与任何药物均不发生抵触，专科用药无必停用。在服用过程中，如无不适，久服无害，老幼皆宜。

当醋和鸡蛋配伍成醋蛋后，不仅综合了醋和蛋的营养成分和食疗作用，而且鸡蛋在醋的作用下，能防止生蛋被微生物污染。生蛋黄与熟蛋黄由于分子较大，难被小肠的上皮组织吸收；而醋化了的蛋黄，其分子发生断裂，成为细小分子，蛋黄中所释放的卵磷脂、胆碱和生物素等物质，易于被人体吸收而发挥其生理功能。蛋清是一种巨大的清蛋白，是构成生命的重要成分，除含有丰富的溶菌酶外，还含有具有抗癌作用的阿维丁物质。醋浸蛋清，使巨大的蛋白分子裂解为微小的分子，释放出大量溶菌酶和阿维丁等物质，故其治疗作用必然大于单味的蛋清。被醋软化、溶解的蛋壳变成醋酸钙，它的特性是易溶于水，钙可全部被小肠吸收。这是一种难得的无机盐。它不仅对人体骨骼等生长发育起作用，而且还可防治高血压等疾病。由此可见醋蛋对人体是非常有益处的。

总之，醋蛋可调整与弥补人体营养状况，改善和提高新陈代谢水平，增强体质，提高抗病、免疫等防治疾病的功能。对高血压、脑血栓后遗症、气管炎、风湿痛、失眠、便秘、胃下垂、肩周炎、糖尿病等效果较显著，而对结肠炎、心脑供血不足、神经痛、神经衰弱、动脉硬化、盗汗、自汗、肾炎、皮炎、骨质增生、口臭等多种疾患有疗效，甚至对一些多年不愈的陈病痼疾也可祛除或改善症状。

第一章　呼吸系统疾病

一、感　冒

感冒是因风邪侵袭人体而引起的疾病。又称伤风、冒风。如果病情较重，并在一个时期内广泛流行，证候多相类似者，称作时行感冒。感冒又有风寒、风热感冒之不同，风寒者鼻塞声重，喷嚏，流清涕，咳嗽，痰多稀薄，甚则恶寒发热，头痛身痛，无汗；风热者发热，微恶风寒，或有汗出，头痛，鼻塞涕浊，口干渴，咽喉红肿疼痛，咳嗽，痰黄黏稠。感冒病程一般 3～7 天，类似于西医的上呼吸道感染，时行感冒类于流行性感冒。

醋　　方

1. 食醋预防方

【组　成】食醋适量

【制用法】在流感发病季节，临睡前关好门窗，按每立方米空间用醋 3～5 毫升的比例，加 2 倍量的水，文火加热熏蒸，使空气中有较浓的酸味。一般熏蒸半个小时左右，每晚熏蒸 1 次，连续熏蒸 3～5 晚。

【适应证】预防流行性感冒，或其他呼吸道传染病，如流脑、流行性腮腺炎。在呼吸道传染病好发的冬春季节较常用。

2. 醋浸萝卜方

【组　成】米醋适量　生萝卜若干

【制用法】将生萝卜用凉开水洗净，切成片状，加米醋浸 2 个小时，然后食用，可以做菜或凉食，每日食 2～3 次。

【适应证】用于流行性感冒。

3. 醋姜蒜方

【组　成】醋 500 毫升　生姜　大蒜各 100 克

【制用法】将生姜、大蒜洗净，切片，置于醋罐中，密封浸泡 1 个月以上，备用。在流感期间取出食用，或与菜肴一起酌量食用。抑或于饭后服用浸泡液 10 毫升左右，每天 2 次。

【适应证】用于预防流感，或其他呼吸道传染病。

4. 米醋治疗方

【组　成】米醋适量

【制用法】先将瓦片烧红，再取醋适量洒于瓦片上，数分钟后，再洒适量，反复多次，让患者嗅闻醋味。

【适应证】用于流行性感冒，症见鼻塞，咳嗽者。也可用于消毒空气，作预防用。

5. 醋萤退热方

【组　成】萤火虫　醋各适量

【制用法】取萤火虫置瓶中，加米醋浸之加瓶盖密封，埋于土中备用。

【适应证】凡感冒发热之病人服 1 匙，有退热之效。

蛋　　方

1. 鸡蛋苏叶方

【组　成】鸡蛋 2 枚　苏叶 30 克

【制用法】先煎苏叶数分钟，去渣，再将鸡蛋打破搅匀倒入药汁中，文火再煮 3 ~ 5 分钟即成。顿服，1 日 2 次。药后覆被取汗，汗出即愈。

【适应证】风寒感冒

2. 鸡蛋路边荆方

【组　成】鸡蛋 2 枚　路边荆 50 克

【制用法】二药同煮至蛋熟，去渣连汤服。

【适应证】风热感冒而伴见偏头疼、牙疼口苦、口渴等症。

3. 鸡蛋苦参方

【组　成】鸡蛋1枚　苦参6克

【制用法】先将苦参水煎取汁，然后将鸡蛋打碎搅匀，用煮沸的药汁冲鸡蛋，趁热服，一般3次即见效。

【适应证】用于风热感冒、流行性感冒，若见头痛、发热、咳嗽、咽痛效尤佳。

4. 鸡蛋姜葱梨方

【组　成】鸡蛋2枚　生姜15克　葱白15克　梨120克

【制用法】先将后三味同煎汤，取鸡蛋2枚打入碗内搅匀，用煮沸的药汁乘时冲入，乘热顿服，覆被取汗。

【适应证】用于风寒束表，肺气失宣的感冒、咳嗽最为适宜。

5. 鸡蛋冰糖方

【组　成】鸡蛋1枚，冰糖30克

【制用法】将鸡蛋打开与冰糖混合，临睡前开水冲服，取微汗即愈。

【适应证】用于风热感冒。

6. 鸡蛋绿豆饼

【组　成】鸡蛋清1个　绿豆粉100克

【制用法】先将绿豆粉炒热，与鸡蛋清调和作饼，敷胸部。3~4岁小儿敷半小时取下，不满周岁小儿敷15分钟取下。

【适应证】用于感冒高热不退，小儿尤为适宜。

7. 鸡蛋白芥子方

【组　成】鸡蛋清1个　白芥子9克

【制用法】先将白芥子研末，取鸡蛋清调作糊状，敷于涌泉穴。

【适应证】用于治疗小儿感冒高热不退。

8. 鸡蛋芒硝米酒方

【组　成】鸡蛋3枚　芒硝8克　米酒60毫升

【制用法】将鸡蛋打碎，与其他两味调和，待芒硝化尽即成，顿服。

【适应证】用于时行感冒兼便秘者。

9. 一味鸡蛋方

【组　成】鸡蛋5枚　冷开水20毫升

【制用法】取鸡蛋打碎与冷开水一起搅匀，沸水冲之，再上火煮3分钟即可，乘热顿服，取微汗。

【适应证】用于虚人、老人感冒汗出较多者。

二、咳　嗽

咳嗽是肺系疾患的一个常见证候。外感或内伤的多种原因，导致肺气失于宣发、肃降时，均会使肺气上逆而引起咳嗽。外感咳嗽主要是由于风、寒、暑、湿、燥、火六淫之邪犯肺所致，常见咳嗽、鼻塞声重、口干咽痒；或咳嗽、胸部紧缩、声音嘶哑、形寒怯冷；或咳嗽、身体沉重、自汗、小便短涩、骨节疼痛；或干咳无痰或痰少难出，喉间作痒，口干鼻燥；或痰黏稠难出及痰中带血，口干心烦。内伤咳嗽由于肺脏虚弱，或其他脏有病类及于肺所致，症状可见咳嗽痰多，痰出嗽止；或咳嗽痰多而黏，或痰少而稀，胸胁疼痛，自汗乏力，五心烦热等。咳嗽多见于西医的呼吸道感染，急、慢性支气管炎，支气管扩张，肺炎等。

醋　　方

1. 醋豆腐方

【组　成】醋50毫升　豆腐500克　植物油50克　葱花少许

【制用法】将油烧熟后倒上葱花，加少许盐，而后倒入豆腐，用铲将豆腐压成泥状后翻炒，加醋，再加少许水继续翻炒。起锅后趁热当菜吃。

【适应证】用于风寒咳嗽，咳痰稀白者。

2. 醋炖母鸡方

【组　成】黑母鸡1只　醋1500毫升

【制用法】将鸡宰后洗净，切块，加醋文火炖蒸2个小时，分3~6顿热吃。病轻者1只即可，重者2~3只。

【适应证】主治咳嗽久虚者。

3. 醋蒜泥方

【组　成】紫皮蒜30克　醋60毫升

【制用法】蒜去皮捣烂加醋煮，饭后服。每日1次。

【适应证】用于咳吐脓血痰之肺脓肿。

4. 醋鱼止嗽方

【组　成】鲤鱼1条（250克左右）　醋200毫升

【制用法】醋加等量水煮鲤鱼，不放食盐。

【适应证】治疗痰湿咳嗽。

5. 醋胰止咳方

【组　成】猪胰脏1只　醋200毫升

【制用法】将猪胰脏洗净切成薄片，以醋煮食之。

【适应证】用于燥热咳嗽。

6. 醋蒜肺痈方

【组　成】陈年蒜头、醋各适量

【制用法】将陈年蒜头浸入醋中，随意服用。

【适应证】治疗肺脓肿咳吐脓血者。

7. 醋梅止咳方

【组　成】醋250毫升　乌梅60克　黄精60克　芙蓉叶120克　制半夏50克　白糖250克

【制用法】先将米醋、制半夏二味浸渍24小时，再与其他各味同煎去渣，浓缩收汁，加糖溶化成500毫升，装瓶贮存备用。每日 3 ~ 5 次，每次半匙含咽部，缓缓咽下。

【适应证】适用于因刺激性气体所引起的咽部充血，咽痛，咽部多滤泡，干咳，长久不愈者。

蛋　　方

1. 鸡子四仁粥

【组　成】白果仁　甜杏仁各 1 份　胡桃仁　花生仁各 2 份　鸡蛋 1 天 1 枚

【制用法】将前四味共研末和匀，每天服取 20 克，加鸡蛋 1 枚，煮 1 小碗服下，连服半年。

【适应证】用于慢性支气管炎咳嗽痰多者。

2. 鸡蛋鱼腥草方

【组　成】鸡蛋 1 枚　鱼腥草 30 克

【制用法】将鱼腥草 30 克浓煎取汁。用滚沸的药汁冲鸡蛋 1 枚，顿服。1 日 1 次。

【适应证】用于肺痈或肺热咳嗽。

3. 鸡蛋蛤蟆方

【组　成】鸡蛋 1 枚　活蛤蟆 1 只

【制用法】取鸡蛋 1 枚，从活蛤蟆口塞入其腹中，用黄泥包裹，火中煨熟。去蛤蟆、蛋壳及杂物，食蛋。每日 1 枚，连服 3 ~ 5 日。

【适应证】用于肺热咳嗽兼哮喘者。

4. 鸡蛋冰糖童便方

【组　成】鸡蛋　冰糖　童便

【制用法】将鸡蛋置于童便中，在 2℃ ~ 60℃ 下，密封浸泡 20 天，然后以冰糖水煮熟鸡蛋。仅食鸡蛋，每日临晨 3 ~ 5 时热服 1 枚。

【适应证】肺阴虚咳嗽，干咳无痰者。

5. 鸡蛋生姜方

【组　成】鸡蛋 1 枚　生姜 10 克

【制用法】分别将鸡蛋打碎，生姜切碎，然后两味搅匀，炒熟吃，1日2次。

【适应证】用于风寒咳嗽。

6. 鸡蛋五味子方

【组　成】鸡蛋20枚　五味子500克

【制用法】先将500克五味子浓煎取头汁，另加水3大碗再煎，滤取二汁，二汁混合后浸入鸡蛋20枚，药汁要全部浸没鸡蛋。加盖放在阴凉处7～10天，此时蛋壳已溶化，但蛋膜仍包着蛋清和蛋黄，成为无壳鸡蛋，服用时用大匙轻轻盛出，文火煮熟，每服1～2枚，日服1～2次。

【适应证】肺肾虚弱之久咳不愈者尤为适宜，兼喘者也可应用。

7. 鸡蛋蜂蜜方

【组　成】鸡蛋1枚　蜂蜜35克

【制用法】先将蜂蜜加水300毫升煮开，打入鸡蛋1枚微沸。1次服下，早晚空腹服。

【适应证】用于肺燥干咳，久咳者。

8. 鸡蛋古月桃仁方

【组　成】鸡子黄1枚　白胡椒末8克　核桃仁8枚

【制用法】将煮熟的鸡子黄1个与其他两味共捣成泥。取另1枚熟鸡蛋拦腰切开，内去黄白，用蛋壳装入药泥，原样对好，以麻纸封紧，外用黄泥包裹，火中煨熟。去蛋壳及杂物研末顿服，日服2次，连用3日。

【适应证】用于寒湿咳嗽。

9. 凤凰紫麻方

【组　成】凤凰衣14枚　麻黄8克　紫菀6克

【制用法】以上三味焙干，共研为末，装瓶备用。每服3克，开水送下。

【适应证】用于久咳气结。

10. 蛋清椒栀桃杏糊

【组　成】白胡椒7粒　栀子9克　桃仁7粒　杏仁7粒
鸡蛋清适量

【制用法】将前4味焙干为末，以鸡蛋清调作糊状。每晚
睡前敷足心。

【适应证】用于肺肾虚之久咳。

11. 鸡蛋百合方

【组　成】鸡蛋2枚　百合60克

【制用法】两味同煮至蛋熟，去壳连汤服，日服1次。

【适应证】用于肺虚久咳者。

12. 鸡蛋砂糖方

【组　成】鸡蛋2枚　白砂糖30克

【制用法】两味调匀。用极沸水冲熟，当早点吃。

【适应证】虚人之久咳不愈，或老人久咳不愈。

13. 鸡蛋韭菜方

【组　成】鸡蛋2枚　韭菜100克

【制用法】切碎韭菜，与鸡蛋调匀，油煎作饼，当点
心吃。

【适应证】用于肺肾亏虚之久咳。

醋　蛋　方

1. 醋蛋止咳方

【组　成】醋60毫升　鸡蛋1枚

【制用法】以醋炖蛋，作1次服。连服月余。

【适应证】用于久咳不愈者。

2. 醋煮炸鸡蛋方

【组　成】鸡蛋2次　麻油50克　食醋适量

【制用法】鸡蛋打开放油锅内炸熟，加醋再煮，早晚各服
1个。用药时禁烟酒。

【适应证】慢性支气管炎咳嗽者。

三、喘　证

喘即气喘、喘息，以气息迫促为其主要临床表现。作为一个症状，喘可以出现在许多急、慢性疾病过程中。当喘成为这些疾病某一阶段的主证时，即称作喘证。喘证是由于六淫外感，七情所伤，水饮潴留，痰热内蕴以及饮食劳倦引起人体肺、脾、肾等脏功能失调所致，或肺、脾、肾等脏器本身虚损所致。喘证病势骤急，声粗息高，甚至张口抬肩，呼吸深长，面赤身热为实证；病势徐缓，慌张急促，呼多吸少，活动时加剧，面色苍白或青灰，额有冷汗，消瘦或浮肿为虚喘。喘证见于西医的急慢性支气管炎、肺部感染、肺炎、肺气肿、慢性肺源性心脏病，以及心力衰竭等疾病过程中的呼吸迫促或呼吸困难。

醋　方

1. 醋蜂房止喘方

【组　成】醋60克　露蜂房30克

【制用法】将上二味加适量水同煎服，每日2次。连服2周。

【适应证】用于治疗支气管哮喘。

2. 醋鸡疗喘方

【组　成】黑母鸡1只　醋1500毫升

【制用法】将黑母鸡剥洗干净后和醋共煮，分次食之。

【适应证】适用于日久不愈，身体虚弱之哮喘。

3. 醋糖蒜止喘方

【组　成】醋　红糖　大蒜各适量

【制用法】整个大蒜浸醋，并加入红糖，1周后每天早晨空腹吃醋糖大蒜1～2瓣，并喝一些醋糖汁。连服10～15天。

【适应证】适用于支气管炎及哮喘。

蛋　　方

1. 鸡蛋童便生盐方

【组　成】鸡蛋 20 枚　童便适量　生盐 90 克　禾秆灰适量

【制用法】将后 3 味和匀，腌鸡蛋 20 枚，4 天后取出，每天煮服 1 枚。

【适应证】适用于肾不纳气之哮喘、咳嗽。

2. 鸡蛋莱菔方

【组　成】鸡蛋 1 枚　大萝卜 1 枚

【制用法】冬至前后，取萝卜从中间切开，两侧切面用小勺挖成相对称的半圆，大小以能放下 1 枚鸡蛋为度。然后将生鸡蛋放入，大头朝上，再将萝卜对成原样，用线绳系紧（不要把鸡蛋挤破），再将萝卜种于花盆内，适当保温，浇水，晒太阳，使萝卜长出新叶，待 81 日以后，取出萝卜，洗净，拆线，取出鸡蛋。将萝卜切片水煮，以鸡蛋打入汤中（蛋已散黄，不臭），分 3 次服完，日服 2 次。

【适应证】用于过敏性哮喘。

3. 鸡蛋茶叶方

【组　成】鸡蛋 2 枚　绿茶 15 克

【制用法】二者同煮至蛋熟，去壳，再煮至水干，食蛋，不拘时。

【适应证】用于肺热咳嗽、哮喘。

4. 鸡蛋红卞萝卜方

【组　成】鸡蛋 1 枚　红卞萝卜 1500 克　绿豆 1 小撮

【制用法】将红卞萝卜（冬至时买）去头尾洗净，用无油污的洁净刀将萝卜切成均匀薄片，线穿成串，晾干。至三伏第 1 天，取萝卜干 3 片与鸡蛋、绿豆共放入锅内，水煮 30 分钟，剥去鸡蛋壳，三者与汤一起服下，连服 30 天。

【适应证】适用于夏季易发的过敏性哮喘。

5. 贝椒蛋肺方

【组　成】鸡蛋 2 枚　川贝母 10 克　白胡椒 0.3 克　全猪肺 1 具

【制用法】将川贝母及白胡椒共研为细末，取 2 枚鸡蛋的蛋清，一起调匀成糊，将糊灌入洗净的猪肺气管中，然后用线结扎管口，置入锅内，水煮至熟。再将猪肺切成薄片，与午晚餐同食，1 周内吃完，适量喝汤。

【适应证】用于肺虚之咳喘。

醋　蛋　方

季节哮喘醋蛋方

【组　成】醋适量　鸡蛋 1 枚

【制用法】将醋和鸡蛋放锅内用火同煮，蛋熟后去壳再煮 5 分钟。食蛋，每日 2 次，每次 1 枚蛋，连服数天。

【适应证】治疗季节性哮喘。

第二章 消化系统疾病

一、胃 脘 痛

胃脘痛又称胃痛，泛指胃脘近心窝处的疼痛，又名胃心痛、心下痛、心痛等。多因长期饮食失节，饥饱劳倦，脾胃虚寒，情志郁结等所致。其疼痛有胀痛，剧痛，刺痛，隐痛等不同。常伴见脘腹胀满，嗳腐吞酸，恶心呕吐，不思食，大便秘结或溏，以及神倦乏力，面黄，消瘦，浮肿等。多见于西医的急慢性胃炎，胃及十二指肠溃疡病，胃癌，胃神经官能症等。

醋 方

1. 姜蒜浸醋方

【组　成】生姜　大蒜各 100 克　醋 500 毫升

【制用法】生姜洗净切片，大蒜整瓣同浸于醋中，密封存放 1 个月以上。服醋液及嚼食蒜、姜适量。

【适应证】适用于胃脘寒痛，喜暖喜按。胃酸过多者慎用。

2. 姜醋饮

【组　成】生姜 100 克　醋 250 毫升

【制用法】生姜洗净切细丝，浸在醋中，密闭贮存备用。每日空腹服用 10 毫升。

【适应证】胃脘隐痛，绵绵不断，喜暖喜按，得食则减。胃酸过多者慎用。

3. 猪胆膏

【组　成】猪胆 1 只　醋 50 毫升

【制用法】猪胆与醋共煎熬成稀膏状。每日 2 次，每次 1

小匙。

【适应证】胃脘灼痛，烦渴思饮，口燥咽干，大便干。胃酸过多者慎用。

4. 香醋丸

【组　成】面粉500克　香醋500毫升　陈石灰（旧建筑物上的石灰）250克

【制用法】石灰研成细末，与面粉混匀，用醋调制成绿豆大的丸（如醋不足，可加开水），晒干备用。每日2次，每次50粒。饭前开水冲服。

【适应证】胃脘胀满疼痛拒按，嗳腐吞酸，大便不爽。胃酸过多者慎用。

蛋　　方

1. 威灵仙鸡蛋清

【组　成】威灵仙12克　鸡蛋清1个

【制用法】浓煎威灵仙，取沸药汁冲蛋清，顿服，每日1次。

【适应证】对于时作时止的胃气痛有良效。

2. 豆腐鸡蛋壳

【组　成】鸡蛋壳末6克　水豆腐适量

【制用法】用煮熟的水豆腐包裹鸡蛋壳末，顿服，每日1次，可以缓痉制酸，行气除满。

【适应证】适用于胃阴不满的胃脘痛。

3. 香油生姜鸡蛋

【组　成】鸡蛋1枚　生姜30克　香油适量

【制用法】将鸡蛋打碎去壳，生姜切碎，二味和匀，香油煎熟，1日分3次服，连服3至5日。可补益脾胃，散寒止痛。

【适应证】用于胃寒致痛的患者较为适宜。

4. 佛手花鸡蛋壳散

【组　成】佛手花　鸡蛋壳各适量

【制用法】上二味各取等量，分别焙干为末，贮备。每服6克，开水冲服。痛时服。具有和胃、制酸、止痛之效。

【适应证】适于胃脘疼痛，呕吐，吞酸等症。

5. 乳没国老鸡蛋壳

【组　成】炙甘草60克　鸡蛋壳60克　乳香　没药各15克

【制用法】上四味共研为末，每服6克，空腹服，日3次。具有活血化瘀、理气止痛之功效。

【适应证】对因气滞血瘀而致的胃脘疼痛有良效。

6. 元胡鸡蛋壳

【组　成】元胡索3克　鸡蛋壳9克

【制用法】二味焙干为末，开水送下，日服2次。

【适应证】用于治肝胃气痛

7. 白面生姜鸡蛋清

【组　成】生姜120克（捣烂）　白面30克　鸡蛋清2个

【制用法】三味调匀，外敷胃脘处。

【适应证】用于因寒邪凝滞而致的胃痛。

8. 辣椒叶鸡蛋

【组　成】鸡蛋2枚　辣椒叶10克。

【制用法】先用花生油煎鸡蛋，再与辣椒叶煮汤，入食盐少许调味，顿服，日2次。

【适应证】用于虚寒性胃脘痛较适宜。

9. 牛奶鹌鹑蛋

【组　成】鹌鹑蛋1枚　牛奶250毫升

【制用法】将鹌鹑蛋打入煮沸的牛奶中。每早1次，连服半年。

【适应证】适用于慢性胃炎，经常胃脘隐痛。

醋　蛋　方

半夏醋蛋煎

【组　成】半夏9克　醋适量　鸡蛋清1个。

【制用法】半夏加醋共煎，然后去半夏留醋，鸡蛋清加入热醋中，于每晚睡前服用一次，至症状消失为止。

【适应证】适用于食管炎，剑突后烧灼样疼痛，呕酸泛酸等。

二、呕　　吐

呕吐又名吐逆，是指食物或痰涎等由胃中上逆而出的病证。古人以有物有声谓之呕，有物无声谓之吐，无物有声谓之干呕，只吐涎沫谓之吐涎。其实呕与吐常兼见，很难截然分开，故合称呕吐。呕吐由胃失和降，气逆于上所起。外感者则突然呕吐，起病较急，兼见发热、恶风寒、头痛等；饮食失节则呕吐酸腐，脘腹胀满，嗳气厌食等；肝气犯胃则呕吐吞酸，痛胀连于胁肋；痰饮内阻则呕吐清水痰涎。脾胃虚寒或胃阴不足则必见体质虚弱，呕吐时作时止，常因饮食稍有不慎或微劳倦即发。呕吐见于西医的急性胃炎、贲门痉挛、幽门痉挛、肝炎、胰腺炎、胆囊炎、某些急性传染病及颅脑疾患等。

醋　　方

1. 醋矾面粉糊

【组　成】醋　明矾　面粉各适量

【制用法】将醋、明矾、面粉调成糊状，敷两足心（涌泉穴），用纱布包扎固定，一般半小时后可止吐。

【适应证】适用于各种原因引起的呕吐，亦可用于因呕吐而药难服下者。

2. 姜醋红糖饮

【组　成】生姜3片　醋　红糖适量

【制用法】生姜洗净切片，浸醋一昼夜，加红糖适量，以沸水冲泡，代茶饮。

【适应证】适应于外感风寒所致呕吐，或兼发热，恶风寒，头痛等。

3. 糖醋腌萝卜

【组　成】白萝卜　白糖　醋各适量

【制用法】将鲜白萝卜洗净切丁，拍碎，加白糖及醋腌半小时后即可食用。

【适应证】适用于肉食积滞，嗳腐吞酸，呕吐食物。

4. 姜醋煲木瓜

【组　成】醋500毫升　木瓜500毫克　生姜30克

【制用法】将木瓜、生姜洗净晾干，与醋同置瓦罐内，煲好后分几次食。

【适应证】适用于饮食不节所致之呕吐酸腐，脘腹胀满，嗳气厌食等。

5. 醋调姜末

【组　成】生姜末3克　醋少许

【制用法】生姜末加适量水，煎煮，然后加醋少许，趁热服下。

【适应证】适用于过食鱼腥、生冷瓜菜果实所致之厌食呕吐，恶心腹胀。

6. 葱姜糯米粥

【组　成】生姜3～5克　连须葱白5～7根　糯米50～100克　醋10～15毫升

【制用法】糯米淘净后与生姜入砂锅内煮一二沸，加葱白，待粥将成时，加醋稍煮。乘热食用。

【适应证】适应于脾胃虚寒或体虚外感风寒之恶心呕吐，厌食。

蛋　方

1. 蚕茧汁蒸鸡蛋

【组　成】蚕茧 10 个　鸡蛋 1 枚

【制用法】蚕茧加水煎汁，再打入鸡蛋，蒸服。

【适应证】适用于脾胃虚寒之呕吐时作。

2. 芹菜根鸡蛋茶

【组　成】鸡蛋 1 枚　鲜芹菜根 10 克　甘草 15 克

【制用法】芹菜根与甘草加水共煎，沸后以汁冲鸡蛋，服之。

【适应证】适用于反胃呕吐。

3. 红背菜炒鸡蛋

【组　成】红背菜 150 克　鸡蛋 1 枚　花生油适量　盐少许

【制用法】将花生油置炒锅内，稍热加入红背菜、鸡蛋（打碎），用猛火炒热，加盐调味食之。每日 2 次，连服数日。

【适应证】适应于消化不良所致之呕吐，腹胀，嗳腐吞酸。

4. 生姜鸡蛋面粉糊

【组　成】生姜 100 克　面粉 30 克　鸡蛋清 2 个

【制用法】将生姜捣烂，与面粉、鸡蛋清混合，敷于胃部。

【适应证】适应于脾胃虚寒性呕吐。

5. 鸡蛋壳粉

【组　成】鸡蛋壳 1 个。

【制用法】将鸡蛋壳焙干，研细末，开水送服。

【适应证】脾胃运化失职所引起的上吐下泻。

6. 蓬蒿菜蛋清汤

【组　成】鲜蓬蒿菜 210 克　鸡蛋清 3 个　麻油　食盐各

少许

【制用法】鲜蓬蒿菜加水适量煮汤，将熟时加入鸡蛋清，再煮片刻，加麻油、食盐调味，佐餐。

【适应证】适用于食积腹胀，呕吐酸腐，厌食嗳气。

7. 消食鸡蛋羹

【组　成】山药　莲子肉　麦芽　槟榔　茯苓各15克　山楂20克　鸡内金30克　鸡蛋1枚　食盐或白糖少许

【制用法】山药、莲子肉、麦芽、槟榔、茯苓、山楂、鸡内金共研细末，每次取5克，加鸡蛋搅匀蒸熟，加食盐或白糖食之。每日1~2次。

【适应证】适应于饮食失节之呕吐腹胀，嗳腐吞酸。

三、泄　泻

　　泄泻是指大便次数增多，粪质溏薄或完谷不化，甚至泻出如水样而言。主要由于湿盛与脾胃功能失调，而致清浊不分，水谷混杂，并走大肠而成。一年四季均可发生，但以夏秋两季较为多见。泄泻与西医的腹泻含意相同，见于消化器官发生功能性或器质性病变所导致腹泻，如急慢性肠炎、肠结核、肠功能紊乱、结肠过敏等。

醋　方

1. 老姜糖醋酒方

【组　成】食醋100毫升　黄酒适量　老姜5片　赤砂糖50克

【制用法】将上述四味同入砂锅中，煮沸趁热吞服。不能饮酒者，酒用少许。

【适应证】适用于慢性肠炎

2. 蒜醋止泻方

【组　成】大蒜　食醋各适量

【制用法】将大蒜去皮，浸入醋中备用，泄泻时每餐食蒜6瓣，每日服3次。

【适应证】适用于急性肠炎，腹痛泄泻。

3. 醋茶饮

【组　成】醋　浓茶各适量

【制用法】将醋与浓茶混合，1次服下。

【适应证】适用于湿热泄泻，泻下急迫或泻而不爽，粪色黄褐而臭，肛门灼热等症。

4. 一味米醋饮

【组　成】米醋50毫升

【制用法】以开水稀释，频频饮服。

【适应证】适用于食积泄泻。

蛋　方

1. 白矾鸡蛋方

【组　成】白矾如绿豆大3块　鸡蛋1枚

【制用法】将鸡蛋打一孔，放入研末的白矾，湿纸封口，外用黄泥包裹，放炭火灰中煨熟，每服1枚，日服2次，连服3日。

【适应证】适用于久泻不愈者。

2. 青盐鸡蛋

【组　成】鸡蛋1枚　食盐3克

【制用法】将蛋打碎，与食盐搅匀，不放油干炒熟，当早点食之。

【适应证】适用于五更泻。

3. 青椒鸡蛋

【组　成】鸡蛋1枚　胡椒7粒

【制用法】将鸡蛋打孔，放入胡椒末，湿纸封口，壳外用白面团包裹约3~5毫米厚，木炭火中煨熟，去壳，空腹烧酒送服一枚，一日 3 次。

【适应证】用于虚寒性腹泻。

4. 艾叶鸡蛋

【组　成】生艾叶若干　鸡蛋 1 枚

【制用法】将鸡蛋用生艾叶包裹约五至六层，放入柴灶热灰中煨熟。去壳，每服 1 枚，每日 3 次空腹服。

【适应证】用于寒湿泄泻。

5. 薤白鸡蛋

【组　成】薤白 120 克　鸡蛋 2 枚

【制用法】先洗净薤白，切碎，再打碎鸡蛋，二味相和煮作蛋汤，早晚空腹顿服。

【适应证】用于久泻伤阳者效佳。

6. 白酒白糖鸡蛋

【组　成】鸡蛋 1 枚　白糖 10 克　白酒 100 毫升

【制用法】将鸡蛋打入碗里，加白糖，再倒入白酒，搅匀。划火柴点燃，边燃边搅，直至酒尽火灭，蛋熟如花状。待凉服下。

【适应证】适用于寒湿盛泄泻。

醋　蛋　方

1. 醋蛋止泻方

【组　成】醋 200 毫升　鸡蛋 2 枚

【制用法】用搪瓷锅盛醋，加入鸡蛋（去壳）共煮，至蛋熟，将鸡蛋同醋一起服下，若不愈可再服 1 次。

【适应证】用于慢性腹泻。

2. 姜醋蛋饼

【组　成】醋 30 毫升　生姜 15 克　鸡蛋 3 枚　盐　葱各适量

【制用法】将鸡蛋打入碗中，加入切碎的生姜、葱及盐搅匀，用油煎成鸡蛋饼时再用醋炙之。作点心吃。连食数次至症状改善为止。

【适应证】适用于脾胃虚寒，久泻不止。

3. 醋蛋炒瓜叶

【组　成】醋10毫升　鸡蛋2枚　黄瓜叶100克

【制用法】将黄瓜叶洗净切碎，打入鸡蛋搅匀，在铁锅中干炒至蛋熟时，倒入醋炙熟。每日1剂，至愈为止。

【适应证】用于湿热泄泻，见泻而不爽，肛门灼热者。

四、腹　痛

腹痛是指胃脘以下，耻骨毛际以上的部位发生疼痛的症状而言。感受六淫之邪、虫积、食滞所伤、气滞血瘀，或气血亏虚、经脉失荣等，均可导致腹痛。临床可见腹痛或来势急暴，得温痛减；或腹痛拒按，胀满不舒，便秘，烦渴引饮；或腹痛绵绵，时作时止，喜温喜按；或脘腹胀满疼痛，攻窜疼痛，拒按，恶食等。见于西医多种疾病，如急性胰腺炎，胃肠痉挛，嵌顿疝早期，神经官能性腹痛，消化不良腹痛等。

醋　方

1. 蒜醋白酒止痛方

【组　成】大蒜1500克　醋　酒各适量

【制用法】将蒜去皮浸于等量酒、醋中，10天后即可食用，痛时每日3~5枚，连服1周

【适应证】适用于脾胃虚弱，寒气凝聚，脘腹冷痛，水肿胀满，痞闷食少。

2. 醋饮止痛方

【组　成】醋1杯

【制用法】醋煮热后饮服。

【适应证】适用于蛔虫性腹痛。

3. 醋油肉桂丸

【组　成】肉桂60克　油菜籽60克　醋　面粉适量

【制用法】将油菜籽炒香，与肉桂共研细末，同醋煮面粉糊为丸，如龙眼核（或麻雀蛋）大，每次1丸，温黄酒送下，每天2次，连服数天。

【适应证】适用于肾阳虚衰，黎明之前，腹部作痛，肠鸣泄泻，泻后痛减。

4. 醋浸姜蒜饮

【组　成】生姜100克　大蒜100克　醋500毫升

【制用法】生姜洗净切片和大蒜整颗浸醋，密封贮存1个月以上，饮用醋液及嚼食蒜、姜适量。

【适应证】适用于寒性腹痛，痛而喜按者。

5. 醋炒艾叶

【组　成】艾叶适量　醋少许

【制用法】艾叶捣烂加醋炒热，外敷神阙或阿是穴。

【适应证】受冷感寒性腹痛。

蛋　　方

1. 苦楝蛋清膏

【组　成】苦楝根皮10克　胡椒6克　葱白30克　鸡蛋清适量

【制用法】将苦楝根皮、胡椒、葱白捣烂后，调鸡蛋清，敷脐上。

【适应证】适用于腹部胀痛或攻窜作痛。

2. 椒油鸡蛋

【组　成】花椒15克　花生油少许　鸡蛋2枚

【制用法】花椒研末。花生油烧沸，打入鸡蛋，花椒末调入鸡蛋中，炒熟食用。每日3次。

【适应证】用于虚寒腹疼，喜暖喜按，得热痛减。

3. 艾叶生姜煮鸡蛋

【组　成】艾叶 10 克　生姜 15 克　鸡蛋 2 枚

【制用法】将艾叶、生姜与带壳鸡蛋放入适量水中煮熟后，去壳取蛋，放入水中再煮，煮好后，饮汁吃蛋。

【适应证】适用于下焦虚寒，腹中冷痛。

五、便　秘

便秘指大便秘结不通，排便间隔时间延长，或间隔虽不延长而排便困难者。多由大肠积热，或气滞，或寒凝，或阴阳气血亏虚，使大肠的传导功能失常所致。临床可见大便干结，小便短赤，心烦口干；或排便困难，嗳气频作，胁腹痞闷胀痛；或便干体瘦，眩晕心悸，乏力气短等。见于西医的习惯性便秘，或全身衰弱致排便动力减弱引起的便秘，以及肠神经官能症、肠道炎症恢复期疾患引起的便秘，或药物引起的便秘等。

醋　方

葱丝加醋炒

【组　成】大葱白 2000 克　醋适量

【制用法】将葱白切丝，加醋炒至很热。分 2 包，趁温热熨脐上，凉则即换，不可间断。

【适应证】适用于气滞、寒凝及阴阳气血亏虚所致之便秘。

蛋　方

1. 何首乌煮鸡蛋

【组　成】鸡蛋 2 只　何首乌 100 克

【制用法】将鸡蛋与何首乌加水同煮。蛋熟去壳再煮片刻，吃蛋喝汤。每日 1 次。

注：本方根据各人口味，可适量加入葱、姜、盐、味精、

猪油调味。

【适应证】适用于各种便秘。

2. 百合冬瓜鸡蛋汤

【组　成】百合20克　冬瓜100克　鸡蛋清1个　油　盐各适量

【制用法】将百合、冬瓜及鸡蛋清加油、盐煮汤食之。

【适应证】适用于各种便秘,对大肠积热之便秘效果更佳。

醋　蛋　方

醋蛋液

【组　成】新鲜鸡蛋1枚　9度醋150～180毫升　蜂蜜或糖适量

【制用法】将鸡蛋洗净后放入广口玻璃瓶或瓷容器中,倒入醋,密封48小时,待蛋壳软化,仅剩薄蛋皮包着胀大了的鸡蛋时,启封,用筷子将蛋皮挑破,将蛋清与蛋黄、醋搅匀,再放置24小时后即可服用。分5～7日服完,每日1次(约26～30毫升),于清晨空腹时服用。服用时可加温开水2～3倍,加适量蜂蜜或糖,充分搅拌后服。软蛋皮可1次食完(不习惯吃软蛋皮者可不食)。

【适应证】适应于各种便秘。胃溃疡、胃酸过多及低血压的老年人慎用。

六、呃　逆

呃逆俗称打嗝,古称"哕",是指气逆上冲,出于喉间,呃呃连声,声短而频,不能自止的病证。呃逆可偶然单独发生,亦可见于它病之兼症,呈连续或间歇性发作。多因寒邪、胃火、气郁、食滞,或中焦虚寒,或下元亏损,或病后虚赢,致使胃气上逆,失于和降所致。见于西医的胃神经官能症,以及某些胃、肠、腹膜、纵隔、食道的疾病引起膈肌痉挛发生的呃逆。

醋　　方

1. 米醋止呃方

【组　成】米醋半杯

【制用法】将米醋徐徐吞服。

【适应证】适用于寒邪、气郁所致呃逆。

2. 香醋饮

【组　成】香醋 20 毫升　凉开水 20 毫升

【制用法】将醋加凉开水混匀，1 次缓缓饮之。

【适应证】适用于各种原因引起的呃逆。

3. 米醋红糖茶

【组　成】醋 100 毫升　红糖 9 克

【制用法】醋与红糖搅匀，徐徐服下。每服 1 剂，连服数日。

【适应证】适用于感受寒邪所致之呃逆。

4. 米醋白糖方

【组　成】醋 2 汤匙　白糖 1 匙

【制用法】将白糖加入醋中，待糖溶解后，慢慢饮下，再用少许醋涂口鼻处。

【适应证】用于各种原因引起的呃逆。胃火所致之呃逆尤效。

5. 醋姜木瓜汤

【组　成】米醋 500 克　生姜 30 克　木瓜 500 克

【制用法】将米醋、生姜及木瓜共放瓦锅内加水煮汤，2~3 天 1 剂。可常食用。

【适应证】适用于脾胃虚寒性呃逆。

蛋　　方

1. 鲜鸡蛋黄

【组　成】鲜鸡蛋黄 1 个

【制用法】将鲜鸡蛋黄吞食。

【适应证】适用于呃逆及干呕不止。

2. 煎蛋辣椒叶汤

【组　成】新鲜辣椒叶 60～90 克　鸡蛋 2 枚　花生油适量

【制用法】将花生油置炒锅内。油热后将鸡蛋打入煎黄，加清水一碗半，和辣椒叶同煮汤，用食盐少许调味，佐餐。

【适应证】适用于感寒或脾胃虚寒，气郁等所致之呃逆。

3. 一枚鸡蛋方

【组　成】鸡蛋 1 枚

【制用法】将鸡蛋于沸汤中煮三五沸，凉水浸之，趁鸡蛋外冷内热时吞下。

【适应证】适应于传染病后呃逆不下食，食入则吐。

第三章 循环系统疾病

一、胸痹

胸痹又称心痛、真心痛等，是心脏本身病损所致的一种病证。多由心脏阴阳气血偏虚以及寒凝、热结、痰阻、气滞、血瘀等因素引起。其证可见：膻中及左胸膺部窒塞疼痛，胸满闷痛，甚则痛引彻背，或隐痛、刺痛、灼痛等，突然发作或发作有时，伴心悸气短，喘息，不得平卧等。可因情绪、气候变化、饮食劳倦等因素诱发。本证见于西医的冠状动脉粥样硬化性心脏病、心肌梗死引起的心绞痛，或心包炎等疾病引起的心前区疼痛。

醋 方

1. 心气痛方

【组　成】腊月兔血　茶末各200克　乳香末50克　醋适量

【制用法】以上前3味一起捣烂制丸，如芡实大。每日温醋化服1丸。

【适应证】治疗心气疼痛者。

2. 桂花醋泡花生米方

【组　成】米醋　花生仁　桂花各适量

【制用法】把花生米、桂花放入醋中浸泡24小时，每天起床后进食花生仁10～15粒。或用米醋适量，每天晚上浸泡花生米10～15粒，第二天早晨连醋一起服。

【适应证】用于治疗冠心病阴阳两虚者。症见心悸气短，心胸闷疼，心烦多汗，神倦怯寒，乏力，动则更甚，四肢欠温者。

3. 辛心痛良方

【组　成】米醋20毫升　青木香10克

【制用法】以醋磨青木香，取汁顿服。

【适应证】治疗冠心病心绞痛。症见突然心前区疼痛，胸闷短气，心悸，天气寒冷，痛易作或加剧，心痛彻背者。

4. 海蜇荸荠醋糖方

【组　成】海蜇头100克去盐分　荸荠100克去皮切片红糖30克　醋10毫升

【制用法】将上述4味放入瓦锅内，加适量水煮服用，每天1次，连服15～20天。

【适应证】用于治疗冠心病阴虚阳亢者。症见心胸疼痛时作，或灼痛，或兼胸闷，心悸头晕，心烦不寐，盗汗口干，或面有潮热者。

5. 木耳食醋方

【组　成】黑木耳6克　食醋　冰糖各适量

【制用法】将木耳用醋浸泡10小时，蒸1小时后加冰糖，每晚睡前服，疗程不限。

【适应证】冠心病气阴两虚者。

蛋　　方

1. 枸杞子鸡蛋方

【组　成】枸杞子20克　大枣6枚　鸡蛋1枚

【制用法】上述三味同煮至蛋熟，每日服1次。

【适应证】适用于冠心病兼见头晕眼花，心悸健忘，倦怠懒动，小便夜多者。

2. 人参鸡蛋方

【组　成】人参3克（或党参6克）　鸡蛋1枚

【制用法】将人参研末，与蛋调匀，蒸熟顿服，每日1次，连服15日为一疗程。

【适应证】适用于冠心病兼见形气不足气血两亏者。

3. 何首乌鸡蛋方

【组　成】枸杞子15克　大枣6枚　何首乌20克　鸡蛋2枚

【制用法】上述各味与鸡蛋同煮至蛋熟，每日服1次。

【适应证】用于冠心病兼见头晕眼花者。

4. 桂圆鸡蛋方

【组　成】桂圆肉6枚　鸡蛋1枚

【制用法】将鸡蛋1枚打入碗中，勿搅，令黄白分明。撒入白糖，蒸至半熟，取桂圆肉6枚塞蛋黄内，再蒸至熟，当点心吃。每日1次。宜长期服用。

【适应证】用于冠心病兼见怔忡健忘，虚烦不寐者。

5. 茯神鸡蛋方

【组　成】茯神15克　生鸡蛋1枚

【制用法】先煎茯神，去渣取汁，与生鸡蛋黄搅匀即成，临睡前服用。

【适应证】用于冠心病兼见失眠者。

醋　蛋　方

鲜蛋醋糖方

【组　成】醋60毫升　鲜鸡蛋3枚　红糖适量

【制用法】将鲜鸡蛋打入碗中，加醋，红糖调匀饮服。每日1~2次，可连服数日。

【适应证】治疗气滞血瘀型心绞痛。症见心胸满闷，疼痛阵作，时欲太息，日久不愈，或由暴怒而致心胸痛甚者。

二、惊悸　怔忡

惊悸、怔忡是指病人自感心中急剧跳动，惊慌不安，不能自主，或脉见参伍不齐的一种证候。主要由于阳气不足，阴虚血亏，心失所养，或痰饮内停，瘀血阻滞，心脉不畅所致。惊悸、怔忡虽属同类，但两者亦有区别，惊悸常因情绪激动、惊恐劳累而诱发，时作时辍，不发时一如常人，其证较轻；怔忡则终日觉心中悸动不安，稍劳尤甚，全身情况较差，病情较重。惊悸日久不愈，可发展为怔忡。本证见于西医各种原因引起的心律失常，如心动过速、心动过缓、过早搏动、心房颤动与扑动、房室传导阻滞、束支传导阻滞、病态窦房结综合征、预激综合征、心力衰竭、心肌炎、心包炎及一部分神经官能症等。

醋　　方

花生米粥加醋方

【组　成】花生米仁40克　大米40克　花生嫩叶50克　醋20～30毫升

【制用法】先将花生仁和大米捣研为末，加花生嫩叶共捣研为细末，加水1碗半，煮粥1碗，加醋，每晚睡前1次食完。

【适应证】适用于神经官能症心悸、失眠。

蛋　　方

1. 金银鸡蛋黄

【组　成】鸡蛋黄3个

【制用法】取金银首饰一件，用开水烫去油污后，放在蛋黄内，加水将蛋黄炖熟。吃蛋黄饮汤。

【适应证】适用于心悸、心烦、少寐、手足心热等。

2. 百合鸡蛋汤

【组　成】百合60克　鸡蛋黄2个　白糖或冰糖适量

【制用法】百合加水3碗煎至2碗，再将鸡蛋黄打匀倒入，加白糖或冰糖煮熟。1日内分2次服完。

【适应证】适于虚火内扰，心神不宁之心悸，善惊易恐，心慌神乱等。

3. 枸杞南枣煮鸡蛋

【组　成】鸡蛋 2 枚，枸杞子 15～30 克，南枣 6～8 枚

【制用法】将鸡蛋、枸杞子、南枣同煮，蛋熟去壳再煮片刻，吃蛋喝汤。每日或隔日 1 次。一般 3 次左右可见效。

【适应证】治疗神经衰弱引起的心悸。

4. 龙眼荷包蛋

【组　成】龙眼肉 10 片　鸡蛋 2 枚

【制用法】龙眼肉加水煮，打入鸡蛋，煮成荷包蛋，加糖适量，早上空腹服。常服有良好效果。

【适应证】适用于心脾虚弱、气血不足引起的心悸。

5. 蛋黄油

【组　成】新鲜鸡蛋 3～5 枚

【制用法】将鸡蛋煮熟，去白取黄，置清洁小锅中用中等火干烤蛋黄焦枯变黑后，改用猛火，并以锅铲按压，可听到蛋黄"吱吱"作响，出现棕色液体——蛋黄油。边压边将油用小勺取出，待冷却后收贮于消过毒的瓷瓶内备用，每日服 2 次，每次 1 毫升（约 1 汤匙）。

【适应证】各种原因引起的心律不齐。

6. 龙眼煮鸽蛋

【组　成】鸽蛋 2 枚　龙眼肉　杞子各 25 克　五味子 15 克（或加冬虫夏草 15 克）

【制用法】鸽蛋去壳，加龙眼肉、杞子、五味子（或加冬虫夏草），放入碗内，加水煮熟，加糖食用。

【适应证】用于肾虚所致的心悸、失眠、头晕眼花等。

7. 桂圆枸杞蒸鸽蛋

【组　成】鸽蛋 3 枚　桂圆肉　宁夏枸杞各 6 克　冰糖 5 克

【制用法】将鸽蛋、桂圆等加开水适量，蒸熟食用。

【适应证】适应于精血不足之心悸失眠。

三、高血压病

高血压是一种常见的以体循环动脉血压增高为主的临床证候群。临床上，在安静休息时，如血压经常超过 140/90 毫米汞柱，就是血压升高。但判定有无高血压要以舒张压的增高与否为主要依据，而收缩压增高的意义则要参考病人的年龄来决定。

世界卫生组织建议使用的血压标准为：①正常成人血压：收缩压 140 毫米汞柱以下，舒张压 90 毫米汞柱以下。②高血压（成人）：收缩压 160 毫米汞柱或以上，及/或舒张压 95 毫米汞柱或以上。③"临界性高血压"：血压值在上述正常与高血压之间。

高血压可分为原发性高血压和继发性高血压两类。原发性高血压一般称为高血压病，是指病因尚未十分明确，以血压升高为主要临床表现的一种独立疾病。继发性高血压又称为症状性高血压，其血压升高是某些疾病的一部分表现。

醋　　方

1. 醋糖降压饮

【组　成】食醋 100 毫升　冰糖 500 克

【制用法】将冰糖放入食醋中溶化，每次服 10 毫升，每日 3 次，饭后服。

【适应证】用于高血压病。有溃疡病胃酸过多者不宜用。

2. 醋花生降压方

【组　成】醋适量　花生米适量

【制用法】将花生米浸在醋中，5 日后食用，每日晨空腹吃 10 粒。

【适应证】用于高血压早期及动脉硬化。

3. 醋黄豆降压方

【组　成】醋1000毫升　黄豆500克

【制用法】先将黄豆炒熟，冷后及时装入瓶内，浸于醋中，10天后即可食用。不限量，黄豆可随时食之。

【适应证】治疗高血压病。

4. 醋入眠方

【组　成】醋10毫升

【制用法】将醋加入1杯冷开水中，睡前顿服，每日1次。

【适应证】用于治疗高血压之失眠者，无高血压者同样有效。

蛋　方

1. 艾豆鸡蛋方

【组　成】艾叶45克　黑豆30克　鸡蛋1枚

【制用法】三味同煮，蛋熟即成。每日1剂，10日为1疗程。

【适应证】用于高血压兼见头目眩晕者。

2. 茼蒿菜鸡蛋方

【组　成】鲜茼蒿菜250克　鸡蛋清3个

【制用法】上二味同煮，加适量油、盐调味，佐膳食。

【适应证】用于肝阳上亢之高血压，症见头晕脑胀者。

3. 地龙鸡蛋饮

【组　成】活地龙5条　鸡蛋2枚

【制用法】活地龙5条，放盆内加清水适量浸泡3日，使其排出体内污物，剥开，洗净切碎，与鸡蛋2枚和匀作饼，油煎至熟，顿服，隔日1次。

【适应证】用于肝风内动，肝阳上亢之高血压，以眩晕为主症者。

4. 天麻鸡蛋方

【组　成】天麻 10 克　鸡蛋 1 枚

【制用法】将天麻浓煎取汁。用沸药汁冲鸡蛋顿服，每日 1 剂，连服 5～7 日为 1 疗程。

【适应证】用于肝血不足，肝风内动之高血压，以眩晕为主症者。

5. 芹菜根鸡蛋方

【组　成】芹菜根 250 克　鸡蛋 2 枚

【制用法】将上二味同煮，蛋熟即成，早晚两次连汤分服。

【适应证】用于高血压，属于肝阳上亢，肝风内动证型，以头痛为主症者。

6. 荷叶鸡蛋方

【组　成】荷叶 1 张　红糖 20 克　鸡蛋 1 枚

【制用法】上三味同煮，蛋熟去渣即成。每日 1 剂，连服 6 次。

【适应证】用于高血压症见阳气阻塞，浊邪上踞有头痛者。

7. 桑叶鸡蛋方

【组　成】霜桑叶 6 克　鸡蛋 1 枚

【制用法】上二味同煮至蛋熟，饭后服。每日 2 次，以 1 周为 1 疗程，可连服数疗程。

【适应证】用于高血压兼见肝经郁热或风热外袭而有头痛者。

醋　蛋　方

1. 醋蛋降压方

【组　成】鸡蛋 1 枚　醋 60 毫升

【适应证】将鸡蛋打入碗中，加醋搅匀，放火上煮后，晨间空腹服用。7天为1疗程，可连服数疗程。

【适应证】用于治疗高血压病。

2. 醋蛋芝麻蜜

【组　成】新鲜红壳鸡蛋1枚　芝麻30克　醋　蜂蜜各30毫升

【制用法】先将芝麻研末，再加醋、蜂蜜、鸡蛋清搅匀，分6次服，每日3次，常服有效。

【适应证】用于治疗高血压病。

3. 醋糖鸡蛋饮

【组　成】米醋60克　鸡蛋1枚　红糖适量

【制用法】将生鸡蛋打入碗中，加米醋、红糖调匀饮用。每天1~2次，连服数天。

【适应证】用于治疗高血压病而见眩晕者。

四、血　证

凡血液不循常道，上溢于口鼻诸窍，下出于二阴，或渗于肌肤的疾患，统称"血证"。根据其出血部位不同，分为咳血、衄血、吐血、便血、尿血等。

咳血是肺络受伤所致，其血经气道咳嗽而出，痰血相兼，或痰中夹血丝，或纯血鲜红，间类泡沫。有不咳而出者，谓之咯血，治同咳血。衄血是指鼻、齿龈、耳、舌以及皮肤等不因外伤而出血的病症，又分为鼻衄、齿衄、耳衄、舌衄、肌衄等。吐血血由胃而来，从口而出，甚则倾盆盈碗。若血随呕吐而出，血色紫暗，夹有食物残滓，亦称呕血。便血是血从大便而下，在大便前后下血，或单纯下血。尿血指小便中混有血液，或伴有血块夹杂而下，多无疼痛之感。西医中许多急慢性疾病所引起的出血，均属本病范畴。

醋　　方

1. 米醋发灰饮

【组　成】头发灰 3 克　米醋 200 毫升

【制用法】将发灰、米醋调匀，以米汤调服。

【适应证】治疗吐血。亦可治尿血。

2. 米醋羊血方

【组　成】羊血 500 毫升　食醋 250 毫升

【制用法】羊血煮熟后，拌醋食之，每日分 3 次服。

【适应证】适用于治疗便血、吐血。

3. 一味米醋止血方

【组　成】米醋 500～1000 毫升

【制用法】将醋煮沸，趁热泡洗脚，少顷可止。

【适应证】此为临时急救法，可治疗呕血。如呕血严重者，血止后应当到医院急诊。

蛋　　方

1. 藕汁三七蛋

【组　成】三七粉 3 克　莲藕汁适量　鸡蛋 1 枚

【制用法】将三七粉装入鸡蛋内，湿纸封口，蒸熟与藕汁同服，日服 2 次。

【适应证】各种出血证，尤其对鼻衄效佳。

2. 韭菜根鸡蛋

【组　成】韭菜根 120 克　白糖 30 克　鸡蛋 1 枚

【制用法】韭菜根、鸡蛋同煮至蛋熟。去渣及蛋壳调入白糖服。每日 1 次。

【适应证】各种出血症，对鼻衄效尤佳，

3. 将军鸡蛋

【组　成】大黄 3 克　鸡蛋 1 枚

【制用法】大黄研末装入蛋内，湿纸封口蒸熟食之。每日1 次，不拘时。

【适应证】适用于阴伤热盛之出血证，对小便尿血效果尤佳。

4. 雪灯鸡蛋

【组　成】六月雪根60 克　灯心草15 克　鸡蛋2 枚

【制用法】上三味同煮至蛋熟，去渣及蛋壳，早晚空腹服。

【适应证】用于热盛之小儿尿血。

5. 二鲜蛋

【组　成】鲜侧柏叶90 克　鲜白茅根90 克　鸡蛋8 枚

【制用法】三味同煮5 分钟，去蛋壳再煮半小时去渣，每日晚饭前服1 次，连服5~7 日。

【适应证】用于血热妄行的吐衄、崩漏有较好疗效。

6. 仙鹤草鸡蛋饮

【组　成】路边青全草50 克　仙鹤草根50 克　鸡蛋2 枚

【制用法】路边青、仙鹤草根加水适量煎煮，去渣取汁，打入鸡蛋煮熟，加少许调料拌匀，吃蛋喝汤。

【适应证】用于吐血、呕血。

第四章 代谢性疾病

一、糖 尿 病

糖尿病是由于机体胰岛素分泌相对或绝对减少，引起糖、脂肪及蛋白质等代谢紊乱而致血糖增高和排泄糖尿的一种慢性疾病。在中医学中属于"消渴"的范畴。中医学认为，消渴是指因饮食不节和情志失调等引起的以多饮、多食、多尿、形体消瘦，或尿有甜味为特征的病症。其病理变化主要是阴虚燥热。

辨证分型

①肺胃燥热：烦渴引饮，消谷善饥，小便频数量多，尿色混黄，身体渐瘦，舌红苔少，脉滑数。

②肠燥津伤：多食易饥，口渴引饮，大便燥结，或便闭不通，舌红少津，苔黄燥，脉实有力。

③肝肾阴虚：尿频量多，混浊如脂膏，或尿甜，腰膝酸软无力，头昏耳鸣，多梦遗精，皮肤干燥，全身瘙痒，舌红少苔，脉细数。

④阴阳两亏：小便频数，混浊如膏，甚则饮一溲一，手足心热，咽干舌燥，面容憔悴，耳轮干枯，面色黧黑，腰膝酸软乏力，四肢欠温，畏寒怕冷，甚则阳痿，舌淡苔白而干，脉沉细无力。

⑤脾胃气虚：口渴引饮，能食与便溏并见，或饮食减少，精神不振，四肢乏力，舌淡苔白而干，脉细弱无力。

⑥湿热中阻：渴而多饮，多食善饥，或仅有饥饿感，脘腹痞闷，舌苔黄腻，脉濡缓。

醋 方

1. 黄豆醋方

【组　成】黄豆100克　醋110毫升

【制用法】将黄豆洗净晾干后浸于醋中，8天后食用。每日3～6次，每次3粒。常食有效。

【适应证】用于治疗糖尿病。

2. 醋公鸡方

【组　成】醋200毫升　大白公鸡1只

【制用法】将醋和公鸡炖熟（不放任何调料）。3天吃完。一般连吃3只鸡可见效。

【适应证】用于治疗糖尿病。

蛋 方

1. 菠菜猪胰鸡蛋方

【组　成】菠菜250克　猪胰1具　鸡蛋2枚

【制用法】先将猪胰煮熟，加菠菜、鸡蛋再煮数沸。一日1次淡食。

【适应证】用于治疗糖尿病。

2. 麦麸麦粉蛋肉方

【组　成】麦麸　粗制麦粉各适量　鸡蛋1枚　瘦肉100克

【制用法】将瘦肉斩成酱，蔬菜剁碎和麦麸、麦粉拌匀，加适量油、盐调味，做成饼团。当主食吃。

【适应证】用于治疗糖尿病。

3. 加味海参鸡蛋方

【组　成】海参3只　鸡蛋1枚　猪胰1具　地肤子与向日葵蕊各6克

【制用法】先将前三味蒸熟，再加后二味水煎，内服。

【适应证】用于治疗糖尿病。

4. 人参蛋清方

【组　成】人参6克　鸡蛋清1个

【制用法】将人参研末，加鸡蛋清，调匀，一次服下。每日1次。10日为1个疗程。

【适应证】用于治疗糖尿病。

醋　蛋　方

蛋醋口服液

【组　成】鲜鸡蛋5枚　醋400毫升

【制用法】将鲜鸡蛋打碎置碗中，加醋150毫升调和后放36小时，再加醋250毫升搅匀。每日早晚各服15毫升。

【适应证】用于治疗糖尿病。

二、肥 胖 病

醋　　方

1. 饮醋方

【组　成】醋15～40毫升

【制用法】每日饮用1次。

【适应证】用于治疗肥胖病。

2. 黄豆醋方

【组　成】黄豆150克　醋250毫升

【制用法】将黄豆炒20～25分钟（不能炒焦），冷后放入玻璃瓶至半瓶左右，然后加醋，密封，避光，5～6天后服用。每日早晚各5～6粒。

【适应证】用于治疗肥胖病。

第五章 传染病

一、黄疸

黄疸是以面、目、全身皮肤熏黄，小便黄赤为特征的疾患。多因湿热蕴结、肝胆瘀热、脾胃虚寒、热毒炽盛等引起发病。可分为阳黄或阴黄两类。阳黄起病急病程短，黄色鲜明；阴黄起病缓，病程长，黄色晦暗或黧黑。本病可以包括西医的病毒性肝炎、肝硬化、溶血性黄疸、胆石症、胆囊炎等病，出现黄疸时均可参照本病治疗。阳黄治疗以利湿退黄、清热解毒为治；阴黄以利湿退黄、健脾温化、益气养血、疏肝活血为治。患者可选用下列便方调治。

醋　方

1. 黄疸醋蛋方

【组　成】醋600毫升　鸡蛋10枚

【制用法】将鸡蛋连壳烧成炭后研末，和醋调匀（每次用1个鸡蛋和60毫升醋），每日1次服，连用10次为1个疗程。

【适应证】治疗黄疸。症见面、目、全身皮肤熏黄，小便黄赤为主。

2. 醋枣矾糖饮

【组　成】醋500毫升　红枣　红糖各500克　明矾粉30克

【制用法】将红枣放锅内加适量水煮熟至汤尽，去皮、核，加入红糖、醋、明矾粉，共煮成浓汁，贮瓶内待用。每日3次，每次10毫升。

【适应证】治疗黄疸型肝炎。症见面、目、身、尿鲜黄，并见右胁疼痛，脘腹痞满，食欲不振，恶心乏力，心烦急躁，大便不调，时有低烧等。

3. 黄疸醋茶方

【组　成】醋20毫升　细茶2.5克

【制用法】将醋与茶置于杯中加开水300毫升，浸泡10分钟，分3次服完，每日1剂，连服数剂直至痊愈。

【适应证】用于治疗黄疸。症见面、目、身、尿色鲜黄为主要特征，并见呕恶、纳差、神疲。亦可治疗细菌性痢疾和肠炎。

4. 黄疸型肝炎方

【组　成】醋　维生素 B_2 片各适量

【制用法】每次15毫升醋，每日3次。每次配服维生素 B_2 片，连服2周为1疗程。

【适应证】治疗黄疸型肝炎。

5. 肝炎梨醋饮

【组　成】醋　生梨各适量

【制用法】将梨去皮浸醋，常食之，直至疾病痊愈。

【适应证】治疗肝炎。

6. 肝炎醋骨饮

【组　成】米醋1000毫升　鲜猪脊骨500克　红糖　白糖各200克

【制用法】以上四味放锅内同煮，至沸后30分钟取出过滤。饭后服，每日3次。成人每次30~40毫升，小儿10~15毫升，1月为1个疗程。

【适应证】治疗急慢性肝炎。症见胁肋急痛或隐痛，烦躁易怒，神疲乏力，纳差呕恶。慢性肝炎者服2~3疗程。有高热者不宜用。

7. 肝炎食醋方

【组　成】食醋若干

【制用法】每次 30 毫升，每日 8 次。15~30 天为 1 疗程。也可作预防性服用，剂量应酌减，可加糖调味。

8. 芪芍桂酒汤

【组 成】米醋 200 毫升 黄芪 70 克 芍药 40 克 桂枝 40 克

【制用法】上四味，加水 1400 毫升煎取汁 500 毫升，分为 3 次服，1 日 1 剂。

【适应证】治疗黄汗病，身体肿，发热汗出而渴，状如风水，汗沾衣，色正黄如柏汁。

蛋 方

1. 茵陈鸡蛋方

【组 成】茵陈 60 克 鸡蛋 6 枚

【制用法】上二味同煮至鸡蛋变黑即成。只吃鸡蛋，每日 2~3 枚。不拘时服，以愈为度。

【适应证】治疗急性黄疸型肝炎。症见以身黄、目黄、小便黄为主，兼纳差、乏力、右胁疼痛、大便不调、烦躁者。

2. 鸡蛋针砂方

【组 成】鸡蛋 1 枚 针砂末 1 克

【制用法】将鸡蛋打一孔，装入针砂末，湿纸封口，蒸熟，每日吃 2 枚，10 日为 1 疗程，有效则继续服。

【适应证】治疗阴黄，以身目熏黄为主者。

3. 栀子根蛋方

【组 成】栀子根 30 克 鸡蛋 1 枚

【制用法】上二味共用水煮半小时，去渣及蛋壳。每日 1 剂，分 2 次空腹服。

【适应证】治疗湿热型黄疸，以身目鲜黄为主者。

4. 田基黄蛋方

【组 成】鲜田基黄 120 克 鸡蛋 2 枚

【制用法】上二味同煮至蛋熟，去渣及壳，吃蛋喝汤，每日1次，连服5~7日。

【适应证】治疗湿热之阳黄症。

5. 三叉剑蛋方

【组　成】三叉剑草15克　鸡蛋2枚

【制用法】将上二味同煮，至蛋熟去渣及壳，一日分2次服，早晚空腹吃蛋饮汤。

【适应证】治疗急性黄疸型肝炎。

6. 茵茅柴蛋方

【组　成】茵陈15克　白茅根18　柴胡5克　鸡蛋2枚

【制用法】将上四味加适量水同煮15分钟，去渣及壳，再把鸡蛋入药汁中煮5分钟即成。

【适应证】治疗黄疸而兼有表证者。以身肤、面目、小便黄赤为主要表现，并有恶寒发热、口干口苦等表热证者。

7. 蛋蜜谷糠方

【组　成】鸡蛋2枚　谷糠100克　蜂蜜50克

【制用法】用水2碗煮谷糠至1碗，去渣，打入鸡蛋，加蜂蜜再煮熟。每日1次。

【适应证】治疗急性黄疸型肝炎。

8. 鸡蛋四味方

【组　成】鸡蛋2枚　鸡骨草30克　山栀根30克　瘦猪肉50克

【制用法】上四味加水共煮，蛋熟去壳再煮1小时，饮汤，食肉及蛋。

【适应证】适用于慢性肝炎，症见肝区疼、烦热、尿黄、疲倦等。

9. 杞子枣蛋方

【组　成】杞子30克　南枣8枚　鸡蛋2枚

【制用法】上三味加水同煮至鸡蛋熟，去蛋壳再煮片刻，吃蛋喝汤。每日或隔日 1 次。

【适应证】治疗慢性肝炎,亦可治肝硬化。

10. 首乌枣蛋方

【组 成】首乌 20 克 大枣 10 枚 鸡蛋 2 枚

【制用法】将上三味加水适量同煮,蛋熟去壳后再煮,将水煎至 1 碗,去渣,加调料,饮汤食蛋。每日 1 次,连服20 天。

【适应证】治疗慢性肝炎,亦治肝硬化。

11. 黄瓜藤蛋汤

【组 成】鸡蛋 1 枚 黄瓜藤 1 条

【制用法】将黄瓜藤加水 2 碗煮至 1 碗,打入鸡蛋再煮熟,食汤。

【适应证】用于治疗肝炎。

12. 蛋茶蜂蜜方

【组 成】鸡蛋 2 枚 蜂蜜 25 克 绿茶 1 克

【制用法】上三味加水 300 毫升煮沸,至蛋熟时食蛋喝汤。每日早餐后食。45 天为 1 疗程。

【适应证】治疗黄疸型肝炎。

醋 蛋 方

1. 鸡蛋米醋方

【组 成】米醋 60 毫升 鸡蛋 1 枚

【制用法】先将鸡蛋连壳烧炭存性,研末,和醋调匀,顿服。每日 1 次,连服 3 日。

【适应证】治疗黄疸。

2. 灵仙醋蛋方

【组 成】威灵仙 30 克 鸡蛋 1 枚 米醋 10 毫升

【制用法】先将二味加适量水同煮半小时,去渣及蛋壳,调入米醋,吃蛋饮汤。

【适应证】治疗湿重于热之阳黄症。

3. 栀蒌参醋蛋方

【组　成】栀子15枚　瓜蒌仁3枚　苦参1克　鸡蛋2枚 米醋适量

【制用法】将前三味共捣为末。鸡蛋用米醋浸7天，待蛋 壳变软后将鸡蛋连壳捣烂，与前药末相和为丸，如梧桐子大。 每服10丸，每日5~6次。

【适应证】治疗湿热型黄疸。

二、疟　疾

　　疟疾是由于疟邪、瘴毒或风寒暑湿之气，侵袭人体，伏于 少阳，出入营卫，邪正相争，表现出以毛孔粟起，寒颤鼓颔， 寒罢则身壮热，体若燔炭，头痛，烦渴，而后汗出，热退身 凉，如此寒热往来，反复发作，间日一发，或一日一发，或三 日一发为临床特征的疾病。临床上可分为正疟之寒热往来，休 作有时，呵欠寒战，寒罢灼热，头痛面赤，口渴汗出，治以和 解少阳，解表达邪；温疟之惟热甚而寒微，或但热不寒，少气 烦冤，头痛欲呕，治以清热达邪；湿疟之惟身热不扬，身体重 痛，呕逆胸闷，治以清热解暑，化湿；瘴疟之乍寒乍热，或热 甚寒微，或寒甚热微，甚则神昏不语，治以辟秽解毒或辟秽化 浊；劳疟之疟久不愈，或差后复发，或小劳即发，寒热时作， 面色㿠白，神情委顿，头目眩晕，或胁下结成痞块，触之可 得，治以补益正气，兼以活血软坚。

醋　方

1. 二味治疟方

【组　成】醋40毫升　小苏打（碱面）8克

【制用法】病发之前将二味混合饮用。

【适应证】治疗疟疾。疟疾初起时忌食醋。

2. 醋酒鳖甲方

【组　成】醋　鳖甲　黄酒各适量

【制用法】将鳖甲醋炙后研细末，用黄酒调之。每日3次，每次3~9克。连服2~3日。

【适应证】治疗疟疾。

蛋　　方

1. 鸡蛋常山方

【组　成】鸡蛋1枚　常山1克　姜半夏5克

【制用法】将常山、姜半夏共研为末，鸡蛋打一小孔，把药末放入蛋内，湿纸封口，煨熟去壳。每在疟疾发作前2小时服2枚。

【适应证】治疗疟疾以痰盛为主者。

2. 半边莲蛋方

【组　成】半边莲30克　鸡蛋2枚

【制用法】将上二味同煮至蛋熟，去渣。在疟疾发作前2小时服。

【适应证】治疗瘅疟。

3. 鸡蛋芫花方

【组　成】鸡蛋1枚　芫花根末0.6克

【制用法】将鸡蛋打一小孔，装入芫花根末，湿纸封口，放入火中煨熟，去壳，1次服下。

【适应证】治疗痰湿疟疾。

4. 知母叶蛋方

【组　成】知母叶10克　鸡蛋2枚

【制用法】将上二味同煮至蛋熟，去渣。在疟疾发作前2小时服。

【适应证】治疗"阴气孤绝，阳气独发"之温疟。

5. 蛋清白酒饮

【组　成】鸡蛋清1枚　白酒20毫升

【制用法】将鸡蛋清与白酒调匀，顿服。若用作预防可7日服1次，连服2~3次。若用作治疗，上方用量加倍，可在发作前2小时顿服。

【适应证】用于治疗疟疾。

6. 苍耳子蛋汤

【组　成】苍耳子20克　鸡蛋8枚

【制用法】将苍耳子捣碎，水煎取浓汁，鸡蛋打入沸浓汁中，勿搅煮成溏心蛋即成，汤蛋同服。

【适应证】用于治疗风疟、久疟者。

7. 鸡蛋黄龙常附方

【组　成】常山9克　大黄6克　附子6克　龙骨3克 鸡蛋黄1~2个

【制用法】前四味共研为末，用鸡蛋黄调和为丸，如梧桐子大，每晚临睡前2小时服6丸。

【适应证】治疗久疟不愈者。

醋　蛋　方

醋蛋疗疟方

【组　成】醋200毫升　鸡蛋3枚

【制用法】将鸡蛋去壳，同醋放砂锅内煮沸，1次温服。

【适应证】治疗疟疾之先冷后热，出汗热退后头痛，呕吐者。

三、肺结核（肺痨）

肺痨是由于痨虫侵蚀肺叶引起的一种具有传染性的慢性衰弱性疾病。其病理本质为阴虚，发病过程中常因辗转传变而致五脏亏损。临床上以咳嗽、咳血、潮热、盗汗、胸痛、消瘦为特征。肺痨病包括西医的肺结核病。其治疗大法是滋阴杀虫，并配以清热益气。患者可根据病情选用下列便方。

蛋 方

1. 蛋糖百部方

【组 成】鸡蛋1枚 百部10克 白糖适量

【制用法】百部浓煎取汁，鸡蛋打入沸百部汁中煮2分钟成溏心蛋，加入白糖，吃蛋喝汤。坚持服用疗效甚佳。

【适应证】治疗肺结核（肺痨）。

2. 蛋藕三七方

【组 成】鸡蛋1枚 三七末3克 藕汁30毫升 冰糖或白糖少许

【制用法】将鸡蛋打散，加入三七末和藕汁搅匀，再加入冰糖或白糖，隔水炖熟食用。

【适应证】适用于肺结核咯血。亦治胃痛和胃溃疡出血。

3. 蛋枣杞子方

【组 成】鸡蛋2枚 杞子20支 南枣7枚

【制用法】鸡蛋煮熟去壳，加入杞子、南枣再煮至熟，吃蛋喝汤。每日或隔日1次。

【适应证】治疗肺结核。

4. 肺结核蛋方

【组 成】蛋黄油

【制用法】每日20毫升，分3次食前服，连服21日为1疗程。

【适应证】治疗开放性肺结核。

5. 鸡蛋白及方

【组成】鸡蛋1枚 白及粉6克 白糖少许

【制用法】将鸡蛋打散，加白及粉搅匀，用沸水冲熟，加入白糖调味，早晚空腹顿服。

【适应证】适用于肺结核咳血日久不愈。

6. 鸡蛋童便方

【组　成】鸡蛋8枚　鲜童便适量

【制用法】将鸡蛋轻敲至壳裂，浸入鲜童便内一昼夜取出，加冷水煮熟，顿服。连服3~5天。

【适应证】适用于肺痨盗汗者。

7. 鸡蛋壳黄方

【组　成】鸡蛋壳5~6枚　鸡蛋黄6个

【制用法】将鸡蛋壳研细末，加入鸡蛋黄搅和放陶器内，于炭火上拌炒至焦黑色，即有褐色油渗出，盛于有盖的碗内。饭前1小时服3~5滴。每日3次。

【适应证】适用于浸润性肺结核。

8. 鱼腥草蛋方

【组　成】鸡蛋1枚　鱼腥草30克

【制用法】鱼腥草浓煎取汁，用沸药汁冲打散的鸡蛋。1次服下。每日1次，连服半月。

【适应证】治疗肺结核。

9. 鸡蛋沙参方

【组　成】鸡蛋2枚　沙参30克　冰糖或白糖少许

【制用法】前二味加清水2碗同煮，蛋熟后去壳再煮半小时，加冰糖或白糖调味，喝汤食蛋。

【适应证】治疗肺结核咯痰中带血者。

10. 蛋茶蜂蜜方

【组　成】鸡蛋2枚　绿茶1克　蜂蜜25克

【制用法】鸡蛋用水300毫升煮沸，加入绿茶、蜂蜜至蛋熟。每日早餐后服1次。1个半月（45天）为1疗程。

【适应证】治疗肺结核。

11. 肺痨凤凰衣方

【组　成】凤凰衣10枚　荔枝核7枚　红枣5枚

【制用法】上三味加水浓煎取汁顿服，早晚空腹服。

【适应证】治疗肺结核盗汗者。

12. 鸡蛋玉蝴蝶方

【组 成】鸡蛋1枚 玉蝴蝶10支

【制用法】将玉蝴蝶浓煎取汁，用沸药汁冲鸡蛋，空腹服，早晚各1次。

【适应证】治疗肺结核咳嗽音哑者。

13. 鸡蛋五味子方

【组 成】鸡蛋20枚 五味子500支

【制用法】将五味子浓煎取头、二汁混合浸没鸡蛋，加盖放阴凉处10天至蛋壳溶化。服时小火煮熟，每服1~2枚，日服1~2次。

【适应证】治疗肺结核咳喘者。

四、痢 疾

痢疾以大便次数增多，腹部疼痛，里急后重，下赤白脓血便为特征。主要因湿热或疫毒外侵而起，亦可因七情内伤或食入秽浊，积滞肠中，传导失常所致。本病相当于现代医学的急慢性细菌性痢疾，慢性非特异性溃疡性结肠炎，慢性结肠炎等疾病。临床上大致分湿热痢、寒湿痢、虚寒痢等。湿热痢治以清热导滞，调行气血；寒湿痢治以温化寒湿，行气和血；虚寒痢治以温中祛寒，扶正止痢，固涩大肠。患者可选用下列便方调治。

醋 方

1. 痢疾醋茶方

【组 成】米醋100毫升 绿茶100克

【制用法】将绿茶煎取浓汁300毫升。每次100毫升，加醋10毫升，热饮，每日3次。另取绿茶末12克，白痢者以姜汤送服，赤痢者以甘草水送服，每日 8 次。症状消失后，再连服 3 日，以巩固治疗。

【适应证】用于湿热痢疾。症见腹痛下坠，里急后重，下痢赤白相杂。虚寒久痢勿用。如有失眠症者，晚上勿服。

2. 醋豆腐方

【组　成】醋 200 毫升　豆腐 200 克

【制用法】同煮至熟，加盐调味，温热服食。

【适应证】适用于慢性痢疾。

3. 醋糖萝卜方

【组　成】米醋　白糖　生萝卜（又名莱菔）各适量

【制用法】削去萝卜表皮，用凉开水冲洗后切成薄片，加入米醋和白糖拌匀食用，每日 2 次。

【适应证】用于细菌性痢疾。

4. 米醋猪血方

【组　成】米醋 15 毫升　新鲜猪血 200 毫升

【制用法】将猪血加适量水煮熟，稍凉后再加入米醋。每日 1 次，空腹服用。

【适应证】用于细菌性痢疾。

5. 米醋饮

【组　成】米醋若干

【制用法】频频饮醋，以无不适为度。

【适应证】适用于慢性痢疾。

蛋　方

1. 鸡蛋生姜方

【组　成】生姜 9 克　鸡蛋 1 枚

【制用法】将生姜洗净捣烂，鸡蛋打入，两味相和蒸熟。空腹顿服，日 2 次。

【适应证】用于痢疾初起。症见四肢倦怠，或兼水泻，或兼恶寒发热表证者。

2. 松花蛋糖方

【组 成】松花蛋若干枚 白糖适量

【制用法】先让患者停食半日，待非常饥饿时，取松花蛋3 枚蘸糖吃，不拘时，饿时服，以愈为度。

【适应证】治疗赤白痢疾。

3. 蛋清附子方

【组 成】鸡蛋清 1 个 熟附子末 5 克

【制用法】两味调和，开水冲服，每日 1 次，连服 5 ~7 日。

【适应证】治疗慢性痢疾，时作时止久治不愈者。

4. 马齿苋蛋方

【组 成】鲜马齿苋 80 克 鸡蛋 2 枚

【制用法】先将马齿苋洗净切碎，鸡蛋打入，两味相和，油煎作饼，当点心食。

【适应证】治疗痢疾。在痢疾流行期服用，还可以收到预防效果。

5. 蛋薤蜜白饼

【组 成】鸡蛋 8 枚 薤白 10 克 白面 60 克 蜜蜡适量

【制用法】将鸡蛋打碎，薤白洗净切碎，同面和匀为饼，用蜜蜡代油煎熟，空腹当点心食，日 2 次。

【适应证】治疗下痢赤白，里急后重者。

6. 鸡蛋红糖方

【组 成】红糖 120 克 鸡蛋 1 枚 清水 300 毫升

【制用法】将清水煮沸，加红糖化开，打入鸡蛋煮熟即成。顿服，1 日 2 次，连服 3 日。

【适应证】治疗赤白痢疾。

7. 鸡蛋大蒜方

【组 成】鸡蛋 1 枚 独头大蒜 2 枚

【制用法】将锅置火上，蒜放锅内，将鸡蛋打碎浇蒜上，盖严，候蒜熟，空腹食下，以愈为度。

【适应证】治疗红白痢疾。

8. 百草霜蛋方

【组　成】百草霜9克　鸡蛋1枚

【制用法】先以开水冲服百草霜，再取鸡蛋干炒至熟（不加油）食下，每日服2次。

【适应证】治疗久痢不止。

9. 鸡蛋胡椒粉方

【组　成】鸡蛋1枚　胡椒粉适量　米酒适量

【制用法】鸡蛋去清留黄，加胡椒粉满壳，烧存性，米酒送服3~5克。

【适应证】用于治疗痢疾赤白者。

10. 凤尾草蛋方

【组　成】凤尾草25克　鸡蛋清1枚　红糖和白糖各15克

【制用法】先将凤尾草浓煎，取汁调入鸡蛋待微沸，加红糖、白糖化开，顿服。

【适应证】治疗赤白痢疾。

11. 白矾粉蛋方

【组　成】鸡蛋1枚　食油适量　白矾粉少许

【制用法】将食油加热打入鸡蛋炒熟，加入白矾粉，一次吃完。

【适应证】治疗久痢不愈。

五、霍　乱

霍乱是指夏秋之季，感受时行疫疠，疫毒随饮食而入，损伤脾胃，升降失司，清浊相干，临床出现以剧烈而频繁的吐泻，腹痛或不痛为特征的疾病。因其发病骤急，病变起于顷刻之间，挥霍缭乱，故名霍乱。治以泻浊和中，止吐止利。

醋　方

1. 霍乱醋盐方

【组　成】醋适量　盐少许

【制用法】将醋放入瓷器内，待沸时加入食盐。顿服。

【适应证】治疗霍乱吐利。症见病起急骤，吐泻交作，挥霍缭乱。

2. 醋疗霍乱方

【组　成】醋

【制用法】将生醋顿服，用量可根据疾病轻重而定。

【适应证】治疗霍乱。

六、痄腮（流行性腮腺炎）

痄腮是小儿常见的急性传染性疾病。中医认为本病多由风温邪毒引起，现代医学认为是由腮腺炎病毒感染所致，故称为"流行性腮腺炎"。临床以发热、耳下腮部漫肿疼痛，或一侧或两侧发病为主要特征。一年四季都可发生，冬春季节易于流行。学龄儿童发病率最高。预后一般良好，年长儿童可并发睾丸炎，病情严重者，可见昏厥。对本病以预防为主。发现患儿及时隔离治疗，直至腮肿消退5天左右痊愈为止。对本病的治疗以清热解毒、软坚散结为主。

醋　方

1. 醋墨汁方

【组　成】醋　墨汁各等份

【制用法】将醋、墨汁调匀，每日4~6次涂患处。

【适应证】治疗流行性腮腺炎。

2. 马铃薯醋方

【组　成】马铃薯　醋各适量

【制用法】将马铃薯加醋磨汁敷患处，干后再涂。

【适应证】用于流行性腮腺炎。

3. 醋赤小豆方

【组　成】赤小豆粉　醋各适量

【制用法】用醋调赤小豆粉敷患处。

【适应证】治疗流行性腮腺炎。

4. 醋生大黄方

【组　成】醋适量　生大黄粉1克

【制用法】用醋调和生大黄粉敷患处，每日2次。

【适应证】治疗流行性腮腺炎。

5. 醋苏柏叶方

【组　成】醋250毫升　苏叶　柏子各25克

【制用法】上三味共浸泡1天，过滤后，涂患处。

【适应证】治疗流行性腮腺炎。

6. 醋调青黛方

【组　成】醋　青黛各适量

【制用法】将上二味调匀敷患处，每隔2日换1次。疗程1周。

【适应证】用于流行性腮腺炎。

7. 醋浸三粉方

【组　成】牡蛎粉50克　螺壳粉50克　贝母粉2克　稀醋500毫升　纱布

【制用法】前四味共浸，用纱布浸药液后贴患处。每2小时换药1次，敷贴过夜。3日为1疗程。

【适应证】治疗流行性腮腺炎。

8. 醋大蒜头方

【组　成】醋　去皮大蒜头等量

【制用法】上二味共捣如泥，敷患处。每日2~4次。现捣现敷，直至消退。

【适应证】治疗流行性腮腺炎。对初起时疗效更好。若出现发热、头痛等全身症状者，可加内服药治疗。

9. 醋陈石灰方

【组　成】醋适量　石灰少许

【制用法】将上二味调匀涂患处。每日 4~6 次。连涂 2~3 天。

【适应证】治疗流行性腮腺炎。

10. 醋萝卜子方

【组　成】醋　白萝卜子各适量

【制用法】将上二味研成糊状，敷于患处。

【适应证】用于流行性腮腺炎。

11. 醋绿豆粉方

【组　成】醋　生绿豆粉各适量

【制用法】将上二味调匀敷患处，每隔 2 日换 1 次，疗程 1 周。

【适应证】用于流行性腮腺炎。

12. 山乌龟醋方

【组　成】山乌龟（又名金钱吊葫芦，铁秤砣）1 个　醋适量

【制用法】将山乌龟调醋磨汁搽患处，每小时 1 次。2~3 天为 1 疗程。

【适应证】治疗流行性腮腺炎。

13. 威灵仙醋方

【组　成】鲜威灵仙根 500 克　醋 250 毫升

【制用法】将鲜威灵仙洗净切细捣烂，加醋浸入玻璃瓶内密封，3 昼夜后涂患处，2~3 小时涂 1 次。

【适应证】治疗流行性腮腺炎。

14. 醋紫苏叶方

【组　成】醋适量　紫苏叶 6 克

【制用法】将苏叶研成细末，调醋敷患处。

【适应证】治疗流行性腮腺炎。

15. 预防腮腺炎方

【组　成】醋适量

【制用法】临睡前关好门窗，按每立方米的空间约用 3 毫升醋于容器内，加适量水，文火慢蒸，空气中有较浓的酸味时即可。边蒸边加水，勿使蒸干。

【适应证】适用于流行性腮腺炎的预防。亦可预防流行性脑脊髓膜炎和流行性感冒。

16. 醋公英外用方

【组　成】醋 15～20 毫升　鲜蒲公英 1 把

【制用法】将蒲公英整棵洗净，捣烂加醋，调匀敷患处，干后取下再换。

【适应证】治疗流行性腮腺炎。

17. 醋菜子外用方

【组　成】醋　大头菜子各适量

【制用法】将大头菜子炒后研细末用醋调匀，敷患处。

【适应证】用于流行性腮腺炎。

18. 醋椒根土外用方

【组　成】醋　花椒树根部泥土各适量

【制用法】将二味调成糊状涂患处。

【适应证】治疗流行性腮腺炎。

19. 醋木蓝叶方

【组　成】鲜木蓝叶 120 克　醋适量

【制用法】将木蓝叶和醋捣烂绞汁，涂抹患处。亦可取鲜木蓝叶 30 克水煎去渣，饮之。

【适应证】治疗小儿腮腺炎

蛋 方

1. 蛋清墨锭方

【组　成】鸡蛋清1枚　墨锭1锭

【制用法】鸡蛋清用墨锭研磨，涂患处。每日3次。

【适应证】用于流行性腮腺炎。

2. 赤小豆蛋方

【组　成】赤小豆适量　鸡蛋清1枚

【制用法】赤小豆研末，用鸡蛋清调匀，敷患处。每日数次。5日为1疗程。

【适应证】治疗流行性腮腺炎。

3. 鸡蛋青黛方

【组　成】鸡蛋1枚　青黛粉3克

【制用法】将鸡蛋打散和青黛粉调成糊状，涂患处。每日换药3次，连用3天。

【适应证】用于流行性腮腺炎。

4. 鸡蛋绿豆方

【组　成】鸡蛋1枚　绿豆适量

【制用法】绿豆研末，调鸡蛋清，敷患处。每日3次，5天为1疗程。

【适应证】治疗流行性腮腺炎。

5. 蛋清二叶方

【组　成】鸡蛋清2枚　鲜松叶25克　大青叶20克

【制用法】先将大青叶、鲜松叶加水煎成45毫升，再加入鸡蛋清，搅匀装瓶。外敷患处。每日2次。

【适应证】治疗流行性腮腺炎。

6. 野菊叶蛋方

【组　成】野菊花叶60克　鸡蛋清1个

【制用法】将野菊花叶捣烂，调鸡蛋清，敷患处。

【适应证】治疗流行性腮腺炎。

7. 白头翁蛋方

【组　成】鲜白头翁 20 克　鸡蛋 3 枚

【制用法】白头翁加水煎数沸后，将鸡蛋打入药中，勿搅动，待鸡蛋煮熟后，捞出鸡蛋，吃蛋喝汤，使患者微有汗出。每日 1 剂。

【适应证】治疗流行性腮腺炎。

8. 蛋蒲公英方

【组　成】鸡蛋清 1 枚　鲜蒲公英适量

【制用法】将蒲公英捣烂，调鸡蛋清，敷患处。

【适应证】用于流行性腮腺炎。

9. 相思子蛋方

【组　成】相思子适量　鸡蛋清 1 枚

【制用法】将相思子微火炒黄，研粉。用时以适量相思子粉调蛋清呈粥状，涂于塑料布或油纸上贴患处（膏药面积要大于病灶部位）。每日换药 1 次。

【适应证】治疗流行性腮腺炎。

第六章　泌尿系统疾病

一、淋　证

淋证是指小便频数短涩，滴沥刺痛，欲出未尽，小腹拘急，或痛引腰腹的病证。在临床上可分为气淋、血淋、热淋、膏淋、石淋、劳淋。本病多由热积膀胱，但亦有由于气郁及肾虚而发，相当于西医的泌尿系统感染。

醋　方

1. 醋盐方

【组　成】醋　盐各适量

【制用法】醋与盐各适量混匀，调服，不拘次数。

【适应证】治疗小便急满，欲解而不出，或点滴而出者。

2. 堇草饮

【组　成】堇草 60 克　醋适量

【制用法】堇草洗净、切碎，绞汁约 1 盏，用好醋适量相和，空腹顿服，每日 3 次。

【适应证】治膏淋，小便色如脂膏，尿道涩痛者。

蛋　方

1. 将军金沙鸡蛋清方

【组　成】大黄 30 克　海金沙 30 克　鸡蛋 1 枚

【制用法】将大黄 30 克与海金沙 30 克共研为末。鸡蛋去黄取蛋清，调和药末如绿豆大小。每服 5 克，每日 2 次。

【适应证】治疗泌尿系感染，小便淋沥不畅、尿道涩痛，或尿中有砂石（泌尿系结石）。

2. 芥菜鸡蛋方

【组　成】鲜芥菜 250 克　鸡蛋 1 枚

【制用法】将鲜芥菜 250 克洗净切碎，鸡蛋 1 枚打入，两味加水煮汤。午饭前顿服。1 日 1 次，以愈为度。

【适应证】适用于泌尿系结核，症见长期低热，疲劳，尿频，尿道涩痛等迁延不愈。

3. 黑槐子鸡蛋将军方

【组　成】黑槐子 2 克　大黄 2 克　鸡蛋 1 枚

【制用法】黑槐子 2 克与大黄 2 克共研为末，将鸡蛋 1 枚打一小孔，然后将药末放入鸡蛋中搅匀，白面糊口蒸熟。每服 2 枚，服后多喝水。每日 1 次，用 4 天停 2 天。

【适应证】治疗血淋，症见尿频，尿道热痛，尿中带血。

4. 萹蓄生姜鸡蛋方

【组　成】鲜萹蓄 60 克　生姜 10 克　鸡蛋 2 枚

【制用法】将鲜萹蓄 60 克、生姜 10 克及鸡蛋 2 枚加水同煮至蛋熟，食蛋，日 1 剂，分 2 次服。

【适应证】治疗气淋。症见尿道涩痛，小便不畅，余沥不尽，脘腹满胀。

5. 蜈蚣将军鸡蛋方

【组　成】蜈蚣 1 条　大黄 6 克　斑蝥 1 对　鸡蛋 3 枚

【制用法】蜈蚣 1 条去头足研末，大黄 6 克为末，斑蝥 1 对去翅足研末，鸡蛋 3 枚各打一个小孔。将蜈蚣、大黄、斑蝥末相和，分 3 份放入 3 枚鸡蛋中。湿纸封口，外用黄泥包裹，火中煨熟。去壳及杂物，每日用黄酒送服 1 枚，1 日 1 次。

【适应证】治疗泌尿系感染，症见尿频，尿急，尿道涩痛，小便余沥不尽。对泌尿系恶性肿瘤也有一定的治疗作用。

6. 将军蛋方

【组　成】大黄 3 克　鸡蛋 1 枚

【制用法】大黄 3 克研末，鸡蛋 1 枚挖一小孔，放入药末，湿纸封口，蒸熟食之。每日 1 只，不必拘时。

【适应证】治疗尿道涩痛，尿中带血。

二、水　肿

水肿是指体内水液潴留，泛滥肌肤，引起眼睑、头面、四肢、腹背甚至全身浮肿，严重者可伴有胸水、腹水等。水肿是全身气化功能障碍的一种表现，涉及的脏腑亦多，但其病本在肾。如外邪侵袭，饮食起居失常，或劳倦内伤，均可导致肺不通调，脾失转输，肾失开合，终至膀胱不能气化，三焦水道失畅，水液停聚，泛滥肌肤，而形成水肿。相当于西医的急、慢性肾炎，肾病综合征以及心性水肿和肝性水肿等。

醋　方

1. 醋鲤鱼食疗方

【组　成】大鲤鱼 1 尾　醋 60 毫升

【制用法】大鲤鱼一尾，加醋 60 毫升，煮干后食鱼。每日 1 次。

【适应证】治疗急慢性肾炎、肾病综合征之水肿。消化道溃疡及胃酸过多者忌用。

2. 醋鲤鱼外敷方

【组　成】鲤鱼 1 尾　醋适量

【制用法】将鲤鱼 1 尾焙灰，以醋适量调匀，敷贴肿部，以愈为度。

【适应证】治疗脾肾两亏之水肿以腰以下肿为甚者。

3. 醋海带方

【组　成】鲜海带 120 克（干品 60 克）　醋适量

【制用法】海带加醋适量煮，1 次食完。

【适应证】治疗各种类型的水肿。注意，有胃、十二指肠溃疡者忌用。

4. 醋煮甘薯方

【组　成】甘薯 250 ~ 500 克　米醋 1 盏

【制用法】将甘薯洗净、切块，加米醋、水适量，煮熟食之。

【适应证】主治急、慢性肾炎全身水肿。

5. 茶醋鲤方

【组　成】鲜活鲤 1 条　茶叶 1 撮　醋半盏

【制用法】将鲤鱼洗杀，加茶叶、醋、水煎煮至鱼熟，顿服。

【适应证】治疗慢性肾炎。

蛋　　方

1. 荠菜鸡蛋方

【组　成】鲜荠菜 200 ~ 240 克（或干荠菜 60 克）　鸡蛋 1 枚

【制用法】将荠菜加 3 大碗水，煮至一碗水时，打入鸡蛋，煮熟，加盐少许，喝汤吃菜和蛋。每日 1 ~ 2 次。

【适应证】治疗水肿血尿和急性肾炎。

2. 马鞭草鸡蛋方

【组　成】鲜马鞭草 50 克　鸡蛋 2 枚

【制用法】将鲜马鞭草 50 克切碎，加鸡蛋 2 枚，在瓦罐内同煮数沸，去渣，食蛋喝汤。每日 1 剂，连服 3 日。

【适应证】治疗急慢性肾炎，水肿，少尿。

3. 蜈蚣鸡蛋方

【组　成】蜈蚣 1 条　鸡蛋 2 枚

【制用法】蜈蚣 1 条，去头足焙干研末，将鸡蛋开一小孔，加入蜈蚣粉搅匀，湿纸封口，用黄泥包裹，在炭火里煨熟，食蛋。每日 1 枚。1 周为 1 疗程。如病不愈，再服数个疗程（两疗程之间相隔 3 天）。

【适应证】治疗急、慢性肾炎以及肾炎蛋白尿，对下半身水肿者尤宜。

4. 杏仁鸡蛋黄方

【组　成】杏仁6克　鸡蛋黄1枚

【制用法】杏仁6克捣如膏，与鸡子黄1枚调匀，用开水冲熟。乘热1次服下，服后盖被待微汗出。每日1次。

【适应证】治疗急性肾炎，对于全身浮肿而见恶风者尤为适宜。

5. 老头草鸡蛋方

【组　成】老头草30克　鸡蛋3枚

【制用法】老头草30克浓煎取汁，鸡蛋3枚打碎去壳。用滚沸的药汁冲鸡蛋，上火煮1至2沸即可。早、午、晚分3次服下。

【适应证】治疗急性肾炎、周身水肿。

6. 老丝瓜葵花盘鸡蛋方

【组　成】老丝瓜1个　向日葵花盘1个　鸡蛋1枚

【制用法】将老丝瓜与向日葵花盘各1个加水浓煎取汁，用滚沸的药汁冲生鸡蛋1枚。每日1剂，不拘时。

【适应证】治疗各种肾性水肿腹胀。亦可用于各种心性水肿及肝病腹水。

7. 黑豆鸡蛋粥

【组　成】大黑豆30克　小米90克　鸡蛋2枚

【制用法】将大黑豆30克、小米90克及鸡蛋同煮至蛋熟，去壳再煮至粥熟，当晚服食。服后以微汗出为妙。

【适应证】治疗急、慢性肾炎，尤以脾肾两亏所致的水肿疗效为佳。

8. 益母鸡蛋方

【组　成】益母草50～100克　鸡蛋2枚

【制用法】益母草50～100克与鸡蛋2枚加水同煮。蛋熟去壳，复煮片刻。吃蛋喝汤。

【适应证】专治妇女水肿。

三、遗　尿

遗尿是指小便失控或夜间睡眠中小便自出的一种病证。本病多见于小儿，亦可见于成年人。多由于先天禀赋不足，肾气失约而致膀胱气化失常，肾失开合而致。

蛋　　方

1. 杞枣鸡蛋方

【组　成】杞子20克　大枣3~4枚　鸡蛋2枚

【制用法】杞子20克、大枣3~4枚与鸡蛋2枚同煮，蛋熟去壳复煮片刻，吃蛋喝汤。每日或隔日1服。

【适应证】治疗遗尿。

2. 胡椒蛋方

【组　成】白胡椒7粒　鸡蛋1枚

【制用法】将鸡蛋1枚一端打一小孔，放入白胡椒7粒，封口蒸熟，每晚临睡前吃2~3只鸡蛋，不喝水。

【适应证】治疗夜间遗尿。

3. 金樱子蛋方

【组　成】金樱子10克　鸡蛋1枚

【制用法】金樱子10克与鸡蛋1枚同煮，喝汤吃蛋。

【适应证】用于治疗遗尿。

四、尿　频

尿频是指小便频数、量多的一种症状，发生于多种疾病的过程中。本病多由肾虚，膀胱气化功能失常所致。

蛋　方

1. 白果蛋方

【组　成】生白果仁 2~3 粒　鸡蛋 1 枚

【制用法】将生白果仁研末。鸡蛋 1 枚打一小孔，放入药末，纸封口，蒸熟食之。每日 1~2 只。

【适应证】治疗夜尿频多。

2. 棉花籽蛋方

【组　成】棉花籽 10 克　鸡蛋 2 枚

【制用法】将棉花籽 10 克与鸡蛋 2 枚加清水 2 碗同煮，蛋熟去壳再煮片刻，加白糖适量，喝汤食蛋。

【适应证】治疗尿频、尿多及夜尿频多。

3. 杞枣蛋方

【组　成】杞子 15~30 克　大枣 6~8 枚　鸡蛋 2 枚

【制用法】将杞子、大枣与鸡蛋加水同煮。蛋熟后去壳再煮片刻，吃蛋喝汤。每日或隔日 1 次。

【适应证】治疗小便次数多、小便清长、夜尿频多。

五、尿　浊

尿浊是以小便混浊，白如泔浆，排尿时并无疼痛为主症的一种疾病。本病的发生，多由饮食肥甘，脾失健运，酿湿生热，或病后湿热余邪未清，蕴结下焦，清浊不分，而成尿浊。相当于西医之乳糜尿。

醋　方

醋贯众方

【组　成】贯众 1500 克　白醋 250 毫升

【制用法】先用醋将贯众拌好，然后放入用木炭火烧红的铁锅内，烧成灰白色粉末，用细筛筛后（未烧成粉末的可放入锅内再烧)，放入干燥瓶中备用。每日 3 次，每次 2 克，用白糖水送服。

【适应证】用于治疗小便白浊之阴虚火旺者。

蛋　方

1. 鸡蛋荠菜方

【组　成】鲜荠菜 250 克　鸡蛋 1 枚

【制用法】鲜荠菜洗净切碎加水煮汤，打入鸡蛋煮至蛋熟。汤蛋同服。每日 2 次，以愈为度。

【适应证】治疗湿热较盛之尿浊者。症见小便混浊，或白或赤，胸闷烦渴，舌苔黄腻。

2. 白果仁鸡蛋方 I

【组　成】白果仁 1 枚　鸡蛋 1 枚

【制用法】白果仁研末，放入鸡蛋中，湿纸封口蒸热，每日服 1 枚，以愈为度。

【适应证】治疗小便混浊日久不愈者。

3. 白果仁鸡蛋方 II

【组　成】生白果 6~7 枚　鸡蛋 1 枚

【制用法】生白果，去壳剥衣挖心，加开水少许研烂，用鸡蛋清拌匀，放回壳内，蒸熟，空腹顿服。连服多日，每日 2 次。

【适应证】治疗小便混浊日久不愈者。

4. 杉桃蛋方

【组　成】杉树根 50 克　桃仁 6 克　鲜鸡蛋 1 枚

【制用法】杉树根、桃仁与鸡蛋加水适量同煮至蛋熟，吃蛋喝汤。早晚各 1 次。连服 5 日。

【适应证】治疗小便白浊，日久不愈。

第七章　神经系统疾病

一、失　眠

失眠亦称不寐，是指经常不能获得正常睡眠为特征的一种病证。失眠的证情轻重不一，轻者入眠困难，有寐而易醒，有醒后不能入寐，亦有时寐时醒等，严重者则整夜不能入寐。形成失眠的原因很多，思虑劳脾，内伤心脾，阳不交阴，心肾不交，阴虚火旺，肝阳扰动，心胆气虚以及胃中不和等因素，均可影响心神而导致失眠。

醋　方

醋饮方

【组　成】醋1汤匙

【制用法】1汤匙醋冲1杯冷开水或温开水喝下。

【适应证】用于治疗失眠。

蛋　方

1. 桂圆蛋方

【组　成】桂圆肉6枚　鸡蛋1枚　白糖适量

【制用法】鸡蛋打入碗中，勿搅，撒入白糖，蒸至半熟时，将桂圆肉塞入蛋黄内，再蒸至熟。当点心吃。每日1次。宜长期服用。

【适应证】用于治疗失眠。

2. 蛋奶方

【组　成】牛奶250毫升　鸡蛋2枚　红糖适量

【制用法】将鸡蛋、牛奶、红糖搅匀煮熟。临睡前吃，连服 10 日为 1 疗程。

【适应证】用于治疗失眠。

3. 银耳蛋方

【组　　成】银耳适量　鲜奶 250 毫升　鸡蛋 1 枚

【制用法】银耳煮烂，鸡蛋去黄取清，与鲜奶三味同煎至熟。睡前服。

【适应证】用于治疗失眠。

4. 小米鸡蛋方

【组　　成】小米 50 克　鸡蛋 1 枚

【制用法】小米煮成粥，打入鸡蛋，稍煮即可。临睡前用热水泡脚，然后吃蛋粥。

【适应证】适用于长期失眠者。

5. 蓬蒿鸡蛋方

【组　　成】鲜蓬蒿菜 250 克　鸡蛋 3 枚　油　盐各适量

【制用法】鲜蓬蒿菜洗净煮汤，汤将好时，加入鸡蛋清煮片刻，油、盐调味。佐餐。

【适应证】适用于失眠。

6. 桂圆百合蛋方

【组　　成】桂圆 10 克　百合 15 克　鸡蛋 1 枚　冰糖少许

【制用法】桂圆、百合与鸡蛋同煮，蛋熟去壳稍煮，加冰糖少许，不拘时日，常用效佳。

【适应证】用于心烦失眠者。

7. 百合蛋方

【组　　成】百合 7 枚　鸡蛋 2 枚

【制用法】百合水浸一夜，当百合出沫时另换净水 400 毫升煮至 200 毫升，去渣，打入鸡蛋黄搅匀。顿服，每日 1 次。

【适应证】本方是治疗热病后期，阴虚火旺，心烦不安、失眠之特效方。

8. 鸡蛋阿胶方

【组　成】阿胶40克　鸡蛋4枚　米酒500毫升　盐适量

【制用法】将米酒置于文火上煮沸，下入阿胶，化开后打入鸡蛋黄，加盐适量搅匀，再煮数沸。待冷却后贮入净器中。每日早晚各1次，每次随量温饮。

【适应证】用于治疗阴虚火旺失眠。

9. 黄连阿胶白芍蛋方

【组　成】黄连5克　生白芍10克　阿胶30克　鸡蛋2枚

【制用法】将黄连与生白芍煎水100毫升，去渣，兑入阿胶，化开稍冷却，加入鸡蛋黄，搅匀，顿服，睡前服。

【适应证】本方治疗除脾肾虚寒以外之失眠。

10. 杞枣鸡蛋方

【组　成】枸杞子5~30克　大枣6~8枚　鸡蛋2枚

【制用法】将枸杞子、大枣与鸡蛋同煮，至蛋熟去壳再煮片刻，吃蛋喝汤。每日或隔日服1次。

【适应证】治疗神经衰弱引起的失眠。

11. 珍珠蛋方

【组　成】珍珠母18克　生地15~20克　百合12克　白芍10克　川连5克　鸡蛋2枚

【制用法】先水煎珍珠母，后入生地、百合、白芍、川连再煎，调入鸡蛋黄，取汤服用。每日1剂，分2次服。

【适应证】用于治疗阴虚内热所致的心烦、失眠。

12. 茯神蛋方

【组　成】茯神15克　鸡蛋1枚

【制用法】茯神加水400毫升，煎至250毫升时，去渣取汁，加入鸡蛋黄，搅匀。临睡前，先用热水烫脚10分钟，然后趁热服药。药后尽早上床睡觉。

【适应证】用于治疗各种亏损性疾病所致的失眠。

13. 连芩芍胶蛋方

【组　成】黄连6克　黄芩10克　芍药10克　阿胶15克
鸡蛋2枚

【制用法】将黄连、黄芩、芍药加水浓煎取汁，加阿胶溶
化，稍冷后加生鸡蛋黄搅匀。温服，每日2次。

【适应证】适用于阴虚火旺而心烦、失眠者。

二、中　风

中风又名卒中。因本病起病急骤，症见多端，变化迅速，
与风性善行数变的特征相似，故以中风命名。本病是以卒昏
仆、不省人事，伴口眼㖞斜、半身不遂、语言不利，或不经
昏仆而仅以口眼㖞斜、肢体麻木等为主症的一种疾病。本病
的发生主要在于平素气血亏虚，与心肝肾三脏阴阳失调，加之
忧思恼怒，或饮酒饱食，或房室劳累，或外邪侵袭等诱因，致
气血运行受阻，肌肤筋脉失于濡养；或阴亏肝阳暴张，阳化风
动，血随气逆，挟痰挟火，横窜经络，蒙蔽清窍，而形成上实
下虚，阴阳不相维系的证候。相当于西医的脑血管意外（脑
出血、脑血栓）及神经炎等。

醋　　方

1. 皂醋散

【组　成】大皂荚1～2枚　陈醋适量

【制用法】取大皂荚去皮、子，研末细筛，以3年陈醋适
量调和，左㖞涂右，右㖞涂左。

【适应证】治疗中风口眼㖞斜。

2. 陈醋方

【组　成】老陈醋100毫升　3年酱汁250毫升　人乳汁
250毫升

【制用法】将以上三味互相和搅，以纱布滤绞取汁，分作

六服，1～2 天服完。

【适应证】治疗中风口不能言，舌根涩硬。

3. 芥醋敷方

【组　成】芥菜籽 400 克　米醋 500 毫升

【制用法】芥菜籽研末与米醋共煎，煮至药汁 300～400 毫升，收贮。每取适量，连药渣涂敷颌颊下。

【适应证】治疗中风口不能言，舌根缩者。

4. 姜醋煎

【组　成】生姜 60 克　醋 100 毫升

【制用法】生姜与醋共煎，洗患肢，每日一次。

【适应证】治疗中风肢体麻木。

蛋　　方

1. 蛋壳粉方

【组　成】鸡蛋壳 30 克

【制用法】鸡蛋壳研细末，每服 6～9 克，温开水送服。

【适应证】治疗中风四肢麻木。

2. 寄生蛋方

【组　成】桑寄生 15～30 克　鸡蛋 2 枚

【制用法】桑寄生与鸡蛋加水同煮，蛋熟去壳再煮片刻。吃蛋喝汤。

【适应证】治疗中风四肢麻木。

三、癫　痫

癫痫是一种发作性神志异常的疾病，又名"羊痫风"。其特征为发作性精神恍惚，甚则突然昏仆，不省人事，口吐涎沫，两目上视，四肢抽搐，或口中如作猪羊叫声，移时苏醒。本证之形成，多由于七情失调，脑部外伤，饮食不节，劳累过度，或患它病之后，造成脏腑失调，痰浊阻滞，气机逆乱，风阳内动所致，而尤以痰邪作祟最为重要。

蛋　方

1. 酒蛋方

【组　成】白酒60毫升　鸡蛋2枚

【制用法】把酒放在磁盘内燃酒烧蛋，时时用筷子翻动，酒燃尽即成。将蛋去壳每日晨起空腹食2枚，服100枚为1疗程。

【适应证】用于治疗癫痫。

2. 人中白鸡蛋方

【组　成】人中白2克　鸡蛋1枚

【制用法】鸡蛋打一小孔，人中白放入蛋中，以湿纸封口，白面团包裹煨熟。去壳吃蛋，不必拘数。

【适应证】用于治疗癫痫。

3. 麻头木耳鸡蛋方

【组　成】青头麻绳8克　木耳8克　鸡蛋1枚　黄酒60毫升

【制用法】青头麻绳焙焦研末，木耳研末，将鸡蛋及黄酒四味混合，用极沸水冲熟，乘热顿服，服后多喝开水，以汗出为妙。

【适应证】用于治疗癫痫。服后忌生气。

4. 红蓖麻根米醋鸡蛋方

【组　成】红蓖麻根60克　米醋10毫升　鸡蛋1枚

【制用法】先将红蓖麻根浓煎取汁，调入米醋，上火煮至极沸，冲鸡蛋。顿服，次日服1次，连服数日。

【适应证】本方为治癫痫的有效良方。

四、神经痛

神经痛是指在神经分布的部位发生疼痛，有时可以是其他疾病的一个症状，有时可以单独表现为疼痛。可由于体虚外邪入侵，或痰凝、气滞等所致经络、气血不畅而发生疼痛。发生于头部相当于中医的头痛，发生于胁肋者相当于中医的胁痛，发生于四肢者相当于中医的痹证。

醋　方

1. 醋调乌头方

【组　成】生乌头 250 克　醋适量

【制用法】生乌头研末加醋调成糊状，入砂锅内熬至酱色，摊于布上（约 0.5 厘米厚），贴在疼痛部位，每日换药 1 次。

【适应证】用治坐骨神经痛。

2. 石膏荞麦醋方

【组　成】生石膏 30 克　荞麦粉 30 克　醋少许

【制用法】生石膏与荞麦粉共研细末，用醋调成糊状，敷于患部，药末干后，再加醋调敷。1~2 天为疗程。

【适应证】治疗神经性头痛。

3. 谷粒醋方

【组　成】谷粒 50 克　醋 250 毫升

【制用法】醋煮沸，放入谷粒，煮 10 分钟，用毛巾、纱布等浸湿热敷或擦洗患处。

【适应证】用治肋间神经痛。

4. 烟叶醋方

【组　成】烤烟叶 10 克　醋 250 毫升

【制用法】将醋煮沸，加入烤烟叶再煎约 10 分钟，用毛巾等浸湿热敷。

【适应证】用治肋间神经痛。

蛋　方

1. 枸骨蛋方

【组　成】枸骨 250 克　鸡蛋 10 枚

【制用法】枸骨与鸡蛋加水共煮，吃蛋喝汤。

【适应证】治疗三叉神经痛。

2. 莲子鱼蛋方

【组　成】莲子 100 克　生鱼 1 条　鸡蛋 3 枚

【制用法】莲子、生鱼、鸡蛋三味加水煮熟，加盐调味，顿服。

【适应证】治疗神经性头痛。

3. 香菜蛋方

【组　成】鲜香菜 30～60 克　蛋鸡 1 枚

【制用法】鲜香菜加清水 2 碗煎至 1 碗，去渣，打入鸡蛋煮，调味服食。

【适应证】治疗神经性头痛。

4. 杜仲续断鸡蛋方

【组　成】川杜仲 10～12 克　川续断 10～12 克　鸡蛋 2 枚

【制用法】以上三味加水同煮，蛋熟去壳再煮，喝汤食蛋。

【适应证】治疗坐骨神经之腰腿疼痛。

第八章 内科其他疾病

一、贫 血

贫血是指循环血液单位容积内，血红蛋白量低于正常值的下限。贫血是一种症状，而不是具体的疾病，各种疾病都可伴有贫血症状。相当于中医眩晕、虚劳、血证等。中医认为本病的发生是由于先天不足，或脾胃功能失调以致气血亏虚。

蛋 方

1. 菠菜蛋方

【组 成】鲜菠菜250克 鸡蛋1枚

【制用法】水适量烧开，加入少许油盐，放入切好的菠菜，打入鸡蛋，食之。

【适应证】适用于贫血，常食效佳。

2. 木耳鸡蛋大枣方

【组 成】木耳20克 大枣20枚 鸡蛋1枚

【制用法】以上三味加水同煎。1次食用。

【适应证】用治贫血，常食效佳。

3. 鸡蛋鸡血藤方

【组 成】鸡血藤30克 鸡蛋2枚

【制用法】将鸡血藤与鸡蛋加水2碗同煮，蛋熟去壳再煮片刻，煮成1碗后加白糖少许，喝汤吃蛋，1次服完。

【适应证】治疗贫血。亦治白细胞减少症。

4. 鸡蛋杞枣方

【组 成】杞子15~30克 南枣6~8枚 鸡蛋2枚

【制用法】以上三味加水同煮，蛋熟去壳再煮片刻。吃蛋喝汤。每日或隔日 1 次。

【适应证】治疗贫血。

5. 龙眼蛋方

【组　成】龙眼肉 50 克　红枣 30 枚　鸡蛋 1 枚

【制用法】以上三味同煎，顿服。

【适应证】治疗贫血，常服效佳。

6. 羊肝菠菜蛋方

【组　成】羊肝 100 克　菠菜 250 克　鸡蛋 1 枚

【制用法】以上三味加水同煮，顿服。

【适应证】治疗贫血。

7. 糯米蛋粥

【组　成】红糯米 50 克　鸡蛋 1 枚

【制用法】红糯米煮粥，打入鸡蛋，并可加入少许油、盐调味。趁热服食。

【适应证】治疗贫血，常服有效。

8. 阿胶蛋方

【组　成】阿胶 15 克　红糯米 50 克　蜂蜜 30 克　米酒 15～20 毫升　鸡蛋 1 枚

【制用法】红糯米加水适量煮粥，加阿胶、蜂蜜和酒搅匀，打入鸡蛋，温热服之。每日 3 次，连服 10 天为 1 疗程。

【适应证】治疗出血性贫血。

9. 猪腰鸡蛋粥

【组　成】猪腰 1 只　红糯米 50 克　鸡蛋 1 枚

【制用法】猪腰切薄片，鸡蛋加调料搅匀，入沸红糯米粥中煮熟，温热食之。每日 2 次，连服 10 天为 1 疗程。

【适应证】治疗出血性贫血。

10. 牛骨髓阿胶蛋方

【组　成】牛骨髓 30 克　阿胶 30 克　大枣 60 克　鸡蛋

3 枚

【制用法】以上四味加水同煎，每日 1 剂。

【适应证】常服治疗再生障碍性贫血。

二、癌　证

醋　方

1. 醋蜜矿泉水饮

【组　成】醋 30% ~ 40%　蜂蜜 10% ~ 20%　矿泉水 40% ~ 60%

【制用法】按以上比例配制成饮料。长期饮用。

【适应证】用于治疗胃癌，效果较好。

2. 醋马钱子疗癌方

【组　成】马钱子　醋各适量

【制用法】马钱子研末，调醋，敷患处。

【适应证】用于治疗肛门癌。

3. 醋蒜疗癌方

【组　成】醋 200 毫升　大蒜头 100 克

【制用法】蒜头与醋煮熟食之。服后可能会呕出大量黏液，可再服半小碗韭菜汁。

【适应证】用于治疗食道癌。

4. 醋糖饮

【组　成】醋 500 毫升　红糖 250 克　蒜适量

【制用法】醋与红糖混合，煮沸，冷却后放入大口瓶内。再将洗净晾干的蒜瓣适量放入，10 天后取食。每日 2 ~ 3 次，或隔日食用。

【适应证】适用于一切癌症，尤其是泌尿系统和呼吸系统的癌症。

5. 醋葱饮

【组　成】胡萝卜　洋葱　醋　猪油各适量

【制用法】胡萝卜、洋葱洗净切条，以猪油煎炒至 7 成熟时，加醋和调料，佐餐。

【适应证】本方可作为癌症早期和恢复期的辅助食疗方，并可用于预防癌症复发。

蛋　　方

1. 藤梨根鸡蛋方

【组　成】藤梨根 50 克　鸡蛋 2 枚

【制用法】藤梨根加水浓煎取汁，放火上煮沸，打入鸡蛋，煮成溏心蛋，当点心吃。

【适应证】对胃肠道癌症有一定疗效，可长期服用。

2. 蜈蚣鸡蛋方

【组　成】蜈蚣 1 条　鸡蛋 1 枚

【制用法】蜈蚣研末，鸡蛋打碎，二味搅匀蒸熟。空腹服用，早晚各 1 次。

【适应证】用于治疗肝癌。

3. 胡桃枝鸡蛋方

【组　成】胡桃枝 45 克　鸡蛋 3 枚

【制用法】先将鸡蛋煮熟，去壳后再与胡桃枝同煮 4 小时，分 3 次连汤服。

【适应证】本方有较强的抗癌功效，民间流传较广，是安全有效之食疗方。适用于各种癌症患者。

4. 壁虎鸡蛋方

【组　成】生壁虎 1 只　鸡蛋 1 枚

【制用法】将鸡蛋头端打开 1 个小孔，将生壁虎塞入蛋内，用草纸塞好，置炭火上炙焦，研末，开水冲服，每日 1 次。

【适应证】用于治疗各种癌症。

5. 蜈蚣鸡子疗癌方

【组　成】蜈蚣1~2条　鸡蛋2枚

【制用法】蜈蚣焙干研细，和鸡蛋同炒食，连食十数日，每日1次。

【适应证】治疗乳腺癌。

6. 芜菁鸡蛋方

【组　成】芜菁1~3个　鸡蛋1枚

【制用法】芜菁塞入鸡蛋内，用泥土包好放炭火上煨熟，只吃蛋（去芜菁），每日1次，连服20日。

【适应证】治疗肝癌。

7. 四脚蛇鸡蛋方

【组　成】四脚蛇（以草绿龙蜥最好）1条　鸡蛋1枚

【制用法】鸡蛋，顶端打一小孔，将四脚蛇切碎填入，封固，挂于当风处，夏季4周，冬季7周后取下，用火炕干研细。每服0.5克，白酒送服，每日2次。

【适应证】用于治疗甲状腺癌。

8. 斑蝥蛋方

【组　成】斑蝥7只　鸡蛋1枚

【制用法】将斑蝥去头、足、翅，装入开一小口鸡蛋内，用湿纸封口，蒸熟，去斑蝥。凌晨空腹食。

【适应证】用于治疗食道癌。注意斑蝥有毒，须在医师指导下服用。本方服后会出现米泔样或脂样小便。

9. 蜂胶蛋方

【组　成】蜂蜡30克　阿胶粉10克　新鲜鸡蛋1枚

【制用法】先将蜂蜡熔化，加鸡蛋及阿胶粉搅匀。每天1剂，分2次服。

【适应证】用于慢性白血病之肝脾肿大者。

10. 鸡胚蛋方

【组　成】鸡胚蛋数枚

【制用法】将鸡胚蛋用泥土包裹烧熟或做成菜肴，食之。

【适应证】本方可作治疗白血病的辅助药物。

第九章 外科疾病

一、疮 疡

外科疮疡是各种致病因素侵袭人体后引起的体表化脓性病患。它包括急性和慢性两大类，是外科范围内最普遍最常见的疾病。以局部不同程度的红、肿、热、痛和功能障碍为其主要临床表现。病程的发展多有肿疡期、酝脓期。中医认为，致病因素主要为"热毒"、"火毒"侵袭人体后，引起局部气血凝滞，营卫不和，经络阻塞，首先产生肿痛症状。如遇人体抗病能力低下，或病邪不能得到控制，则可能导致脓肿的形成。

醋 方

1. 米醋南星方

【组　成】生南星1枚　醋适量

【制用法】将醋放入粗糙瓷碗底内，加生南星磨汁搽患处。

【适应证】用于治疗发际疮。

2. 醋鱼藤疗疥方

【组　成】醋100毫升　鱼藤15克

【制用法】将鱼藤水浸2小时，捣出白色液体，用纱布过滤去渣，再加醋调匀，装瓶备用。搽患部，每日2~3次。

【适应证】用于治疗疥疮。

3. 醋炙泥鳅散

【组　成】泥鳅2条　醋适量

【制用法】泥鳅醋炙为末，撒患处。

【适应证】用于治疗疮痒久不愈合。

4. 醋制小麦糊

【组　成】小麦 1000 克　醋适量

【制用法】小麦加水浸 3 天，捣烂取沉淀物晒干，用文火炒焦，研粉，用醋调成糊状敷患处。每日 2 次。未溃者敷患处，已溃者敷四周。

【适应证】用于治疗疔疮、痈疽、丹毒、疖肿。

5. 醋烟叶方

【组　成】米醋 250 毫升　烤烟叶半把

【制用法】醋煮沸，入烤烟叶再煮 10 分钟后，用毛巾或纱布浸药液热敷及擦洗患处。

【适应证】用于治疗无名肿毒。

6. 芙蓉醋蜜膏

【组　成】芙蓉叶粉　醋　蜂蜜各等份

【制用法】将上三味调成糊状外敷，1 日换药 2 次。

【适应证】用于治疗疖肿及脓头痱子。

7. 桐叶米醋方

【组　成】桐叶　醋各适量

【制用法】上二味蒸后贴于患处。

【适应证】用于痈疽久溃，能退热止痛，渐生新肉。

8. 米醋绿豆膏

【组　成】米醋适量　绿豆 60 克

【制用法】将绿豆用文火炒黑，研细末，调醋敷患处，每 3 天换药 1 次，现调现敷。

【适应证】用于治疗下肢慢性溃疡。

9. 醋葱外敷方

【组　成】大葱茎叶适量　醋适量

【制用法】将大葱茎叶捣烂，入醋调匀，炒热调敷患处。

【适应证】用于治疗疮痈、肿毒。

10. 葱白米粉醋疗疖方

【组　成】葱白 50 克　米粉 200 克　醋适量

【制用法】先将葱白切细，与米粉同炒至色黑，研细末，同时醋调摊纸上，贴患处，每日换药 1 次。

【适应证】用于痈疖肿硬无头，不变色者。

11. 疖痈姜醋方

【组　成】干姜　醋各适量

【制用法】将干姜炒焦研末，醋调后敷疖痈周围，留头自愈。

【适应证】用于治疗疖痈，症见局部红痛顶白。

12. 蒜醋外敷膏

【组　成】鲜大蒜汁 20 毫升　醋 20 毫升

【制用法】上二味同煎成膏状，敷患处。

【适应证】用于治疗各种无名肿毒。

13. 蒜硝醋黄膏

【组　成】大蒜 125 克　芒硝 60 克　大黄末 30 克　醋 60 毫升

【制用法】将大蒜去皮与芒硝共捣成糊状，然后用凡士林擦患处，敷以蒜糊（范围要稍大于患处，约 3 毫米厚），用纱布包扎固定。1 小时后去掉敷药，用温水洗净，再敷以醋调大黄粉，6~8 小时后去药。

【适应证】用于治疗痈疽、脓肿。

14. 五倍子醋膏外敷方

【组　成】五倍子 10 克　醋适量

【制用法】五倍子粉用醋适量调成膏状敷于疖肿上，厚约 2 厘米，每日更换 1~2 次，每次换药需清洁创面。

【适应证】清洁消毒后拔除疖子脓栓。

15. 蟾酥丸醋调敷方

【组　成】蟾酥丸　醋适量

【制用法】蟾酥与乳香、朱砂等制成蟾酥丸，外用研细醋调敷。

【适应证】疖肿。

16. 狗头骨芸薹子醋外敷方

【组　成】狗头骨　芸薹子各等分　醋适量

【制用法】狗头骨、芸薹子研末，醋和敷上。

【适应证】疖肿。

17. 鲤鱼醋膏方

【组　成】鲤鱼　醋各适量

【制用法】鲤鱼烧作灰，醋和敷患处。

【适应证】痈肿。

18. 蛇蜕醋方

【组　成】蛇蜕　醋各适量

【制用法】蛇蜕烧灰细研，以醋调涂肿上，干即易。

【适应证】痈肿。

19. 白丁香醋方

【组　成】白丁香　醋各适量

【制用法】白丁香研末，用醋调，涂患处。

【适应证】痈肿。

20. 鹅蛋壳醋方

【组　成】鹅蛋壳（新生的鹅蛋亮）　醋各适量

【制用法】鹅蛋壳烧灰存性为末，醋调敷。

【适应证】痈肿。

21. 鸡子清大黄醋调方

【组　成】大黄末25克　鸡子清　醋各适量

【制用法】以鸡子清调大黄末和匀，用醋调敷患处。

【适应证】痈肿。

22. 蛞蝓冰片醋敷方

【组　成】活蛞蝓数只　醋适量　冰片少许

【制用法】活蛞蝓醋浸捣烂，入冰片少许敷患处。

【适应证】丹毒。

23. 寒水石石膏醋调方

【组　成】寒水石 12 克　石膏 10 克　醋适量

【制用法】前二味共碾末，调醋敷患处。

【适应证】丹毒。

24. 水蛭芒硝大黄醋调方

【组　成】水蛭 5 克　芒硝 25 克　大黄 25 克　醋适量

【制用法】三味药共碾末，醋调匀外敷。

【适应证】丹毒。

25. 芋头磨醋方

【组　成】芋头（芋艿）10 克　醋适量

【制用法】芋头磨醋涂患处。

【适应证】用于肿毒未破者。

26. 茄子调醋方

【组　成】鲜嫩生茄子 1 个　醋适量

【制用法】茄子捣烂，调醋敷患处。

【适应证】无名肿毒。

蛋　　方

1. 石灰蛋壳散

【组　成】熟石灰 15 克　鸡蛋壳 5 枚

【制用法】将石灰放入鸡蛋壳内，烧煅存性，研末麻油调敷患处。

【适应证】治疗疖肿初起有良效。

2. 石膏鸡蛋清膏

【组　成】熟石膏粉 30 克　鸡蛋清适量

【制用法】将二味相和，调如糊状，涂敷患处，1 日 2 ~ 3 次。

【适应证】治疗疖肿未化脓者。

3. 白矾鸡蛋方

【组　成】白矾末3克　鸡蛋1枚

【制用法】将白矾末纳入鸡蛋中，用细棒搅匀，令患者将患指伸入鸡蛋孔内，用纸封固，再用豆油灯烤鸡蛋，热度以能耐受为度，初烤时，手指尚觉疼痛，时间稍长，疼即渐轻。病重者可连续治2~3次。

【适应证】用于治疗指头疔疮。

4. 鸡蛋清外涂方

【组　成】鸡蛋清数个

【制用法】将鸡蛋清涂于患处。

【适应证】疖肿初起。

5. 赤小豆鸡蛋清方

【组　成】赤小豆50克研粉　3个鸡蛋清

【制用法】赤小豆加鸡蛋清调匀，敷患处。

【适应证】痈疖初起。

6. 鸡蛋蜘蛛方

【组　成】鸡蛋1只　活的大蜘蛛1只

【制用法】鸡蛋开一小孔，将活的大蜘蛛塞入鸡蛋内，用纸封口，蒸熟，去掉蜘蛛，食蛋。每日1只，连服7~10天为1个疗程。

【适应证】疖肿。

7. 蜈蚣雄黄鸡蛋方

【组　成】蜈蚣1条　雄黄2.5克　鸡蛋1枚

【制用法】将蜈蚣焙干和雄黄共碾末。鸡蛋开口取出蛋黄，将药末放入，患指伸入蛋中。

【适应证】手指疔疮。

8. 鸡蛋芫花方

【组　成】芫花15~30克　鸡蛋3~5枚

【制用法】将芫花、鸡蛋同煮，蛋熟去壳，戳刺数小洞再煮，至蛋变黑为度。吃蛋喝汤。每日1~2次，每次1个鸡蛋。（如食后恶心，头昏，可不喝汤。如反应重者，以菖蒲煎汤解之）

【适应证】深部脓肿（阴疽流注）。

9. 鸡蛋清伏龙肝膏

【组　成】伏龙肝细末　鸡蛋清各等份

【制用法】伏龙肝细末、鸡蛋清调成糊状，涂患处。（伏龙肝又名灶心土，即烧柴灶中壁土）

【适应证】丹毒。

10. 鸡蛋壳猪脂方

【组　成】鸡蛋壳1枚　猪脂适量

【制用法】鸡蛋壳烧，研末，用猪脂调之。

【适应证】疖肿。

11. 凤凰衣黄连苦参方

【组　成】凤凰衣（雏鸡孵出后的卵壳内膜）3克　黄连苦参各5克

【制用法】上三味共碾末涂患处。

【适应证】疖肿。

12. 凤凰衣冰片方

【组　成】凤凰衣3克　冰片0.6克

【制用法】上二味研细调匀外搽患处。

【适应证】疖肿。

13. 蛇蜕鸡子清方

【组　成】蛇蜕皮30克　鸡子清30克

【制用法】蛇蜕皮碾末和鸡子清，涂于患处。

【适应证】疖肿。

14. 全蝎鸡蛋方

【组　成】全蝎3克　鸡蛋2枚

【制用法】全蝎焙干研末，鸡蛋去壳，调匀煮熟，加烧酒适量冲服。

【适应证】治疗深部脓肿。

15. 绿豆粉鸡蛋清方

【组　成】绿豆粉　鸡蛋清适量

【制用法】上二味调为糊状，每日早晚各敷患处1次，连用数天。后期发现有多数小孔有脓头者可撒雄黄、枯矾等份粉末，盖以干燥纱布即可。

【适应证】痈肿。

16. 鹿角霜鸡蛋方

【组　成】鹿角霜10克　鸡蛋1枚

【制用法】鹿角霜研细末，调鸡蛋煎熟，配酒服。

【适应证】治横痃初起未溃。

17. 猫头鸡蛋方

【组　成】猫头1个　鸡蛋10枚　白蜡少许

【制用法】猫头煅研。鸡蛋煮熟，去白，把黄煎出油，入白蜡少许，调灰敷之。

【适应证】痈肿。

18. 鸭蛋四脚蛇方

【组　成】绿壳鸭蛋1枚　四脚蛇1条

【制用法】鸭蛋在顶端打一孔，将四脚蛇放入蛋内封固，悬挂于当风处，夏季约经4星期，等蛇化后，与蛋汁搅匀，搽患处。

【适应证】慢性溃疡。

19. 蛋黄油

【组　成】蛋黄油适量

【制用法】将疮以花椒水洗净，再将蛋黄油抹疮上，一日抹3次。

【适应证】臁疮。

20. 鲜螃蟹鸡蛋方

【组　成】鲜螃蟹 3 只　鸡蛋黄 3 个

【制用法】上二味共捣泥，敷患处。

【适应证】下肢溃疡。

醋　蛋　方

1. 醋蛋赤豆方

【组　成】赤豆 20 克　醋适量　鸡蛋 1 枚

【制用法】赤豆研细末。取鸡蛋清加醋与赤豆末调匀，敷患处。

【适应证】用于治疗痈毒红肿热痛者。

2. 米醋泡鸡蛋

【组　成】鸡蛋 7 枚　米醋适量

【制用法】用醋泡鸡蛋七昼夜，去醋不用，用鸡蛋搽涂患处，一日 3 次，以愈为度。

【适应证】臁疮。

3. 鹅蛋壳醋方

【组　成】鹅蛋壳 1 个（新生的鹅蛋壳）　醋适量

【制用法】鹅蛋壳烧灰存性为末，醋调敷。

【适应证】痈肿。

二、乳痈（急性乳腺炎）

乳痈是乳房肿胀疼痛，甚则化脓破溃的一种疾病。本病多发生于哺乳期妇女，少数发生在非哺乳期。大多属于金黄色葡萄球菌引起的化脓性炎症。中医学认为，本病多因七情所伤或产后饮食不洁、过食腥荤厚味所致肠胃热盛、热毒壅滞而成。也常因乳头皲裂、畸形、内陷和乳汁郁积而诱发。治疗以疏肝解郁、清热解毒、理血散结为法。

醋　方

1. 金叶菜醋膏

【组　成】鲜金叶菜　醋各适量

【制用法】金叶菜捣烂，调醋，敷患处，每日2次。

【适应证】用于治疗乳腺炎。

2. 醋元明粉膏

【组　成】元明粉适量　醋　水各等份

【制用法】元明粉用醋、水调成糊状，敷患处，包扎，每日换2~3次。

【适应证】用于治疗乳腺炎。

3. 醋盐马兰头膏

【组　成】马兰头适量　醋　盐各少许

【制用法】马兰头与盐捣烂，调醋敷患处，每日换2次。

【适应证】用于治疗乳腺炎。

4. 醋榧子肉膏

【组　成】榧子肉　醋各适量

【制用法】榧子肉研细末，调醋成糊状，敷患处。每日换药2次。

【适应证】用于治疗乳腺炎。

5. 醋地龙方

【组　成】活蚯蚓数条　陈醋适量

【制用法】活蚯蚓去泥土，捣烂，以陈醋调敷患处。一日换药3次。

【适应证】乳腺炎。

6. 白僵蚕醋方

【组　成】白僵蚕30克　陈醋适量

【制用法】白僵蚕研细末，用陈醋调糊敷患处，保持湿润。

【适应证】乳腺炎。

7. 虾酱醋方

【组　成】生对虾数条　好醋适量

【制用法】将对虾焙干研细末和好醋蒸熟，外敷，或用生虾仁捣烂，和醋炖熟，拌匀外敷。

【适应证】乳腺炎。

8. 鹿角霜醋方

【组　成】鹿角霜适量　醋适量

【制用法】鹿角霜磨水用醋调外敷患处。

【适应证】乳腺炎。

9. 荞麦醋方

【组　成】荞麦面　醋各适量

【制用法】荞麦面炒黄，用醋调成糊状，敷患处，早晚更换1次。

【适应证】乳腺炎。

蛋　方

1. 鸡蛋蛇蜕乳没药方

【组　成】蛇蜕　乳香　没药各15克　鸡蛋1枚

【制用法】蛇蜕、乳香、没药共为细末，每服15克与鸡蛋同冲服。

【适应证】乳腺炎。

2. 苍耳子仁鸡蛋方

【组　成】苍耳子仁7粒　鸡蛋2枚

【制用法】把苍耳子仁研碎，和鸡蛋混合炒熟，顿服。

【适应证】本方对于乳痈初起有消散作用。

3. 巴豆仁鸡蛋方

【组　成】巴豆1/6粒　鸡蛋1枚

【制用法】巴豆炒去油，装入鸡蛋内，湿纸封口，外用白面团包裹，放火炉内煨熟，去面及蛋壳，食鸡蛋。经 2~3 小时后即见泻下。若泻下过多，服凉粥半碗即止。

【适应证】用以治疗乳痈初起发热疼痛者。

4. 黄柏鸡蛋清方

【组　成】黄柏末 10 克　鸡蛋清适量

【制用法】二味调和涂敷患处。

【适应证】急性乳腺炎。

5. 千金一味蛋黄油

【组　成】蛋黄数个

【制用法】鸡蛋黄熬炼出油，用棉花搓成细绳，蘸蛋黄油插入乳痈瘘管内，每日换药 1 次，直至痊愈。

【适应证】本方治疗结核性乳房瘘，效果良好，对乳头皲裂局部外涂也有效。

附：乳头皲裂

蛋　　方

1. 蛋黄油鹿角霜方

【组　成】蛋黄油　鹿角霜各适量

【制用法】蛋黄油加鹿角霜适量调匀，搽患处。

【适应证】乳头皲裂。

2. 蛋黄油白及方

【组　成】蛋黄油　白及各适量

【制用法】白及研粉，用蛋黄油调成糊状，涂患处。

【适应证】乳头皲裂。

3. 柏丹陈冰蛋黄油方

【组　成】黄柏6克　丹皮炭　陈皮炭各3克　冰片1.5克　蛋黄油适量

【制用法】前四味味共研粉，用蛋黄油调成糊状，涂患处。每日 3 次。

【适应证】乳头皲裂。

三、瘰 疬

瘰疬是由于结核杆菌侵入颈部淋巴结而引起的慢性化脓性疾病,常发于颈部的一侧或双侧。因其结核累累如贯珠之状,故名瘰疬,俗称"疬子颈"或"老鼠疮"。起病多缓,初起结核如豆,皮色不变、不痛。以后逐渐增大串连,成脓时转为暗红,溃后脓水清稀,每夹有败絮样物质,往往此愈彼溃,形成窦道。中医学认为,本病多为肝郁气滞、津液凝聚所致。本病的治疗或疏肝养血,或健脾化痰,或辅以托毒透脓或滋养肺阴。本病相当于现代医学的颈淋巴结核。

醋 方

1. 醋带消结方

【组 成】陈醋 100 克 海带 250 克

【制用法】上二味共煮汤服食,隔天 1 次,可常服食。

【适应证】治疗颈淋巴结结核结节型。

2. 珊瑚醋外敷方

【组 成】珊瑚 100 克 醋 50 克

【制用法】珊瑚加醋磨为细粉,连醋外敷患处。

【适应证】治疗瘰疬。

3. 瘰疬醋胆膏

【组 成】陈醋 500 克 猪苦胆 10 个 花椒 10 克

【制用法】将猪苦胆取汁与陈醋共熬成膏状。先用花椒熬水洗净患处,然后将药膏涂在纱布上外敷,每日换 1 次药。

【适应证】治疗瘰疬,或已溃久不愈合者。

4. 醋夏南星猪胆汁膏

【组 成】醋 100 毫升 生南星粉 15 克 生半夏粉 10 克

猪胆汁 100 克

【制用法】胆汁和醋同熬，至挑起成丝状时加南星粉和半夏粉，文火收膏，敷患处。

【适应证】用于治疗颈淋巴结核。

5. 五倍子醋蜜膏

【组　成】五倍子 15 克　蜂蜜 50 克　陈醋 10 克

【制用法】前二味同入锅内，以炭火焙干为细末，以陈醋将药末调成膏外敷。

【适应证】用于治疗颈淋巴结核。

6. 醋胆松香膏

【组　成】猪胆 10 个　米醋 1000 克　松香适量

【制用法】将米醋熬热，乘热兑入松香及猪胆汁，搅拌均匀，敷患处。

【适应证】淋巴结核。

蛋　　方

1. 大蒜鸭蛋方

【组　成】大蒜 90 克　鸭蛋 2 枚

【制用法】将大蒜去皮，与鸭蛋加适量水同煮。待鸭蛋熟后去壳，再煮片刻。吃蛋饮汤。

【适应证】治疗颈淋巴结结核初起者。

2. 全蝎鸡蛋方

【组　成】全蝎 1 个　鸡蛋 1 枚

【制用法】将鸡蛋开一小孔，把全蝎放入蛋内，用纸封好，放饭上蒸热，食时去蛋壳和全虫。食 1 个月。

【适应证】淋巴结核。

3. 壁虎鸡蛋方

【组　成】壁虎 1 条　鸡蛋 1 枚

【制用法】把壁虎放入去清的鸡蛋内封口蒸熟食。

【适应证】淋巴结核。

4. 马蛇子鸡蛋方

【组　成】马蛇子（蜥蜴）1 个　鸡蛋 3 枚。

【制用法】将马蛇子焙干研末，将鸡蛋一端开小孔，马蛇子粉分 3 份，分别装入蛋内，用纸封固，放炭火上烧焦，研细面，香油调敷患处。

【适应证】淋巴结核。

5. 穿山甲鸡蛋方

【组　成】炒山甲 5 克　鸡蛋 2 枚　糯米酒 1 碗

【制用法】将炒山甲研细末，鸡蛋和糯米酒煮开，早晚空腹服。

【适应证】淋巴结核。

6. 狼毒鸡蛋方

【组　成】狼毒 60～90 克　红皮鸡蛋 21 枚

【制用法】将狼毒放入瓷盆内，加清水 3～4 升，加热煮沸 1 小时，待药液冷却后，放入洗净的红皮鸡蛋，煎煮至蛋熟，然后将鸡蛋、药汁、药渣同放在一起浸泡 7 天（保持 2℃～16℃的温度），每日吃鸡蛋 1 枚，连续吃 21 天为 1 疗程。两疗程之间停药 7 天。狼毒有毒，破损变质的鸡蛋不可入煎；浸泡时要将药液淹没所有的鸡蛋。

【适应证】颈部淋巴结核。

7. 猫眼草鸡蛋方

【组　成】猫眼草 15 克　鸡蛋 3 枚

【制用法】水煎猫眼草，半小时后放入鸡蛋，蛋熟后，去壳，1 次吃完，不喝汤。

【适应证】颈部淋巴结核。

8. 土茯苓斑蝥鸡蛋方

【组　成】土茯苓 90 克　猪臀肉 90 克　红皮鸡蛋 3 枚大斑蝥 21 只

【制用法】斑蝥去头、足，研末，分三份装入鸡蛋中，用湿纸封口、烧炭存性，研末。又将土茯苓，猪臀肉用砂锅熬汤。早晚 2 次空腹时用此汤冲服 1 枚斑蝥蛋末。

【适应证】瘰疬。

9. 老鸦蒜鸡蛋方

【组　成】老鸦蒜（石蒜）100～150 克　鸡蛋清少许

【适应证】将上药与鸡蛋清共捣烂，敷患处。每日 1 次。

【制用法】淋巴结炎。

10. 鸡蛋疥蛤蟆方

【组　成】鸡蛋 1 枚　小疥蛤蟆 1 只

【制用法】将鸡蛋开一小孔，将小疥蛤蟆装入封好，蒸熟。每次吃 1 只。

【适应证】淋巴结炎。

11. 凤尾草鸡蛋方

【组　成】鲜凤尾草 30 克　鸡蛋 1 枚

【制用法】鲜凤尾草和鸡蛋共煮熟，吃蛋喝汤。每日 1 剂。连服 15 天为 1 疗程。

【适应证】淋巴结炎。

12. 蛋黄头发膏

【组　成】鸡蛋黄 10 只　碎头发 50 克

【制用法】将二味搅匀后放在铁锅内加热，待浓烟过后，锅内之物由黄变黑逐渐出油（切勿翻炒），过滤后涂淋巴结核破溃处。每日换药 1 次。

【适应证】淋巴结核。

13. 鸡蛋刀豆壳方

【组　成】鸡蛋 1 只　鲜刀豆壳 30 克

【制用法】上二味用酒水煎服。

【适应证】淋巴结核。

14. 蟾蜍鸡蛋方

【组　　成】蟾蜍 1 只　鸡蛋 1 枚

【制用法】秋冬之交将蟾蜍剖开去内脏，放入鸡蛋 1 枚缝合，清水煮熟，食蛋。7 天 1 次，连服 3 次。

【适应证】颈淋巴结核。

15. 乌梅花鸡蛋方

【组　　成】鸡蛋 1 枚　乌梅花蕾 7 朵

【制用法】鸡蛋开一孔，放入乌梅花蕾 7 朵，封口，蒸熟去乌梅花蕾食蛋。每日 1 枚。

【适应证】治颈淋巴结核。

16. 蛋蝎蛛蛇方

【组　　成】全蝎 6 条　黑蜘蛛 6 只　蛇蜕 1 克　鸡蛋 2 枚

【制用法】将前三味焙干研末，加鸡蛋，用芝麻油煎成蛋饼。每晨空腹食用 1 剂，7 日为 1 疗程。

【适应证】治颈淋巴结核。

四、急性阑尾炎

急性阑尾炎主要表现为右少腹痛及右少腹局限而固定的压痛，是一种极为常见的急腹症。属中医学"肠痈"的范畴。

醋　　方

蒜硝黄醋方

【组　　成】大蒜 2 份　芒硝　大黄各 1 份　醋少许

【制用法】将前三味捣成泥，加少许醋搅和，敷痛点上，厚约 1～2 厘米，四周以纱布包扎，防药液外流，2 小时后换药。（注：急性阑尾炎应及时送医院诊治，在应急时可用本方）

【适应证】阑尾炎。

蛋　方

鸡蛋田基黄方

【组　成】鸡蛋2枚　鲜田基黄200克（干品100克）

【制用法】上二味同煎。蛋熟去壳煎成1碗。喝汤食蛋。每日1次。连服5~7日。（注：本方为应急方，在服药同时应到医院就诊，以免贻误病情）

【适应证】阑尾炎。

五、疝　气

本病是因肠管不收，坠入阴囊所致。以阴囊偏坠有大小，时上时下为主要表现。立则疼痛肿胀，卧则肿消如常。可因劳累、嚎哭、忿怒、咳嗽加剧。中医学认为，疝的发病与肝经有关。若肝郁气滞，或寒凝肝脉，皆可致疝。亦有先天脏气薄弱，不能收摄而致疝者。

醋　方

1. 醋茴青皮汤

【组　成】青皮　小茴香各15克　米醋1碗

【制用法】用米醋煎青皮、小茴香，直至米醋煮干，再加水2碗续煎，温服。

【适应证】治疗小肠疝气。

2. 醋艾绒疗疝方

【组　成】醋　艾绒各适量

【制用法】艾绒浸醋。令患者仰卧硬板床上，暴露脐部，将突出的脐疝手法复位后，将饱含醋的艾绒填入脐孔，以满为度，用胶布固定，不能脱落，20天为1疗程。

【适应证】用于治疗脐疝。

蛋　　方

1. 茴香喜蛋方

【组　成】喜蛋（即经孵化小鸡未出壳的完整蛋）1 枚　小茴香 3 克　黄酒 20 毫升

【制用法】将喜蛋火上焙焦，与小茴香 8 克共碾为末，黄酒冲服，服后取汗。

【适应证】寒疝。

2. 过江龙鸡蛋方

【组　成】过江龙 30 克　生鸡蛋 2 枚

【制用法】过江龙浓煎取汁，乘沸时冲鸡蛋，1 次服下，日 1 剂，连服 4 日，小儿用量减半。

【适应证】治疗疝气。

3. 古月茴香槐角鸡蛋方

【组　成】白胡椒 7 粒　槐角 7 个　小茴 3 克　鸡蛋 1 枚

【制用法】前三味共研为末。鸡蛋打一小孔，倒出蛋清留蛋黄在内，将前药末放入蛋内，湿纸封口，泥包煅干研末。睡前用开水冲服，连服七日。

【适应证】寒湿水疝。

4. 二根鸡蛋方

【组　成】鲜三叶木通根 30 克　鲜枸杞根 60 克　蛋鸡 1 枚

【制用法】三味同煮至蛋熟。早晚各服 1 次，

【适应证】本方治疝气伴有湿热症状者。

5. 羊蛋鸡蛋方

【组　成】羊蛋（羊的睾丸）　鸡蛋各 2 枚

【制用法】上二味水煮至熟，汤蛋同服，每日 1 次，连服 7 日。

【适应证】本方对脐疝、腹股沟疝有效。

醋　蛋　方

醋蛋疗疝方

【组　成】蛋鸡2枚　醋250毫升

【制用法】先将鸡蛋用醋浸1日，再煮至醋剩一半量后，乘热食蛋喝醋。食后出汗则效果更佳。

【适应证】治疗小肠疝气（小腹连睾丸疼痛及睾丸偏肿痛）。

六、筋瘤（静脉曲张）

筋瘤是一种累累青筋为蚯蚓样盘曲成团的疾病。又名"瓜缠藤"或"炸筋腿"，相当于西医的下肢大隐静脉或小隐静脉曲张。多因经常站立过劳，长途跋涉，因气虚血瘀，脉络瘀阻而发病。本病年久不治，经络失于濡养可造成"臁疮腿"。

蛋　　方

蛋黄油外敷方

【组　成】蛋黄油适量

【制用法】药棉蘸蛋黄油，敷患部。隔日换药1次。一般以10天为1疗程。

【适应证】静脉曲张。

七、瘿　病

瘿病是由于情志内伤，饮食及水土失宜，以致气滞、痰凝、血瘀壅结颈前所引起的，以颈前喉结两弯结块肿大为主要临床特征的一类疾病。相当于西医的甲状腺功能亢进、单纯性甲状腺肿大等。

醋　方

1. 醋海蜇皮方

【组　成】海蜇皮适量　醋少许

【制用法】海蜇皮与醋拌食，不拘次数。

【适应证】治疗缺碘性甲状腺肿大。

2. 醋海带方

【组　成】鲜海带 120 克　醋适量

【制用法】鲜海带加醋煮熟。1 次食完，专服有效。

【适应证】治疗缺碘性甲状腺肿大。

3. 醋制小麦海藻方

【组　成】小麦 500 克　海藻 100 克　醋适量

【制用法】小麦醋浸 8 ~ 10 小时，晒干，同海藻共研细末。每次 10 克，甜酒送服。

【适应证】用于治疗甲状腺肿大属阴虚者。

4. 醋昆布方

【组　成】昆布 75 克　米醋适量

【制用法】昆布 75 克，切碎，米醋适量渍之，取汁徐徐含咽。

【适应证】治疗甲状腺肿大。

八、外　伤

外伤是指由于意外的碰、磕、挤、压、擦、砸或锐器砍伤等所造成的皮肤肌肉损伤，对于伤势严重者，如内外出血，或疑有骨折者，应及时止血、固定，速送往医院救治。对于伤势不十分严重的，可适当选用蛋鸡、醋药用方进行治疗。

醋　方

1. 跌打芥末醋方

【组　成】芥末 50 克　醋适量

【制用法】芥末用水润湿，加水调成糊状，抹在纱布上敷于患处，敷药 3 小时后取下，隔 2 ~ 3 天再敷 1 次。

【适应证】治疗跌打损伤，瘀血肿痛者。

2. 消肿外敷方

【组　成】桃仁　生栀子　大黄各适量　醋适量

【制用法】上药共研细末，调醋敷患处。

【适应证】用于治疗跌打损伤瘀肿。

3. 热醋外擦方

【组　成】醋适量

【制用法】将醋加热外擦患处，每日 3 次。

【适应证】跌打损伤瘀肿，未伤筋骨、未破。

4. 绿豆醋调方

【组　成】绿豆　醋各适量

【制用法】绿豆研粉，调醋敷患处。

【适应证】跌打损伤瘀肿。

5. 醋冻豆腐方

【组　成】醋 250 毫升　冻豆腐适量

【制用法】醋煮沸，将冻豆腐（冬天冻完后，阴干；若冬天用，则化开除去水分）切成 2 立方厘米方块，用纱布包好，放进沸醋里再煮 5 分钟，取出敷患处。冷却后重新加热再敷，越烫效果越好（以不烫伤皮肤为度）。一般每日 1 次，10 次为 1 疗程。病未痊愈，休息几日进行第 2 疗程。

【适应证】脚底部硌伤及趾腱膜损伤。

6. 铁落醋方

【组　成】铁落 500 克　醋 15 ~ 20 毫升

【制用法】铁落加醋拌匀，按治疗部位大小，取不同分量装入布袋中，外加两层毛巾包好，待温度升至60℃时，置于患部。每日1次，每次40~50分钟。5~10次为1序程，最多两疗程。（铁落过竹筛，选直径2~3毫米、外表发亮的）

【适应证】扭伤、挫伤。

7. 童子雄鸡醋方

【组　成】童子雄鸡1只　醋500毫升

【制用法】将鸡斩块先煸炒，加醋500毫升文火煨，至醋将干时加调料，食之。

【适应证】跌打损伤。

蛋　方

1. 油菜子蛋清方

【组　成】油菜子100克　鸡蛋清3个

【制用法】将油菜子研末，用鸡蛋清调匀，敷患部，包扎。

【适应证】跌打损伤。

2. 栀子蛋清方

【组　成】生栀子30克　鸡蛋清适量

【制用法】生栀子研末，鸡蛋清调匀，敷患部。

【适应证】软组织损伤。

3. 栀子面粉蛋清方

【组　成】生山栀30克　面粉60克　蛋清适量

【制用法】栀子研末和面粉用鸡蛋清调匀，敷患处，包扎。

【适应证】关节扭伤。

4. 韭葱酒蛋方

【组　成】鲜韭菜根　鲜葱各适量　鸡蛋清1个　烧酒适量

【制用法】将葱、韭菜根洗净捣烂，取汁去渣，加酒和蛋清调匀，加适量面粉搅拌成糊，敷伤处，每次敷 12 小时左右。

【适应证】扭伤和挫伤。

5. 地金牛根鸡蛋方

【组　成】入地金牛根 15 克　鸡蛋 1 枚

【制用法】上二味加清水 2 碗同煮，蛋熟后去壳再煮片刻，煮成 1 碗。喝汤食蛋。

【适应证】软组织扭挫伤疼痛。

6. 芥子栀子蛋清方

【组　成】白芥子 2 份　黄栀子 8 份　鸡蛋清　面粉适量

【制用法】前二味共研细末，加鸡蛋清和面粉适量，调成糊状，敷患处。

【适应证】扭伤。

7. 蚌壳蛋壳方

【组　成】蚌壳　鸡蛋壳各 60 克　菜油适量

【制用法】前二味煅炭研细末，用菜油调，涂患处。

【适应证】跌打损伤流水症。

8. 蛋清外敷方

【组　成】蛋清适量

【制用法】局部敷以蛋清。

【适应证】外伤性肿胀，有止痛、消炎、防止化脓功效。

9. 蛋清绿豆粉方

【组　成】绿豆粉　鸡蛋清适量

【制用法】将前二味调成浆糊状，外敷患处。

【适应证】外伤性肿胀。若皮肤有破损的，则敷在破损的周围，以免蛋白与痂皮粘在一起，不易揭脱。

10. 胸部内伤方

【组　成】香附 14 克　大黄 12 克　乳香 20 克　枳实 10 克　鸡蛋清适量

【制用法】将前四味研细末，调鸡蛋清，敷患处。

【适应证】胸部内伤。胸部内伤后宜避风寒，防止感冒；静卧休息，不宜过分活动。

11. 蛋茶蜂蜜方

【组　成】鸡蛋 1~2 枚　绿茶 1 克　蜂蜜 25 克

【制用法】水 300 毫升，煮沸后，加入绿茶、鸡蛋、蜂蜜，再煮至蛋熟。每日早餐后服 1 次。45 天为 1 疗程。

【适应证】腰肌劳损。

12. 蛋壳粉方

【组　成】鸡蛋壳适量

【制用法】鸡蛋壳研粉后进行高压消毒，烘干，用时先清洗创口，涂红药水，撒上适量蛋壳粉，用消毒纱布包扎。

【适应证】外伤出血。

13. 鸡蛋清方

【组　成】蛋清适量

【制用法】药棉浸透鸡蛋清，敷患处。

【适应证】外伤出血。

九、烫伤、烧伤、冻疮

烧、烫伤是因各种热源，如热水、蒸汽、火焰等灼伤体表而造成的损伤。重度烧伤应及时送医院救治，一般的可酌选下述各方治疗。凡人体受寒冷侵袭，引起局部血脉凝滞，皮肤肌肉损伤的疾患，称为冻疮。冻疮多发于手足鼻及面部等暴露部位，以严寒冬季在户外工作者多见。

醋　方

1. 烫伤醋洗方

【组　成】醋适量

【制用法】烫伤无破损，立即用醋冲洗烫伤部位，然后将叠成四层的卫生纸放醋中浸湿，贴在烫伤处，隔一会儿再加些醋，以保持卫生纸湿润。

【适应证】烫伤。

2. 生大黄醋方

【组　成】生大黄适量　醋适量

【制用法】大黄研末，用醋调匀外敷。

【适应证】烫伤、烧伤，红肿灼痛起水泡。

3. 黑布膏药

【组　成】黑醋 250 毫升　五倍子 100 克（研末）　蜈蚣 1 条（研末）　蜂蜜 18 克

【制用法】将上四味混合搅匀，敷于瘢痕处，用黑布包扎。3～5 天换 1 次。至瘢痕软化变平，症状消失，功能恢复为止。

【适应证】烧伤瘢痕。

4. 冻疮热醋方

【组　成】醋适量

【制用法】将醋煮热，乘热涂患处，一日 2～3 次。

【适应证】用于治疗冻疮初起未溃者。

蛋　　方

1. 鲜蛋酒精方

【组　成】新鲜鸡蛋 1 枚　75% 酒精适量

【制用法】新鲜鸡蛋置于 75% 酒精中消毒 15 分钟，在鸡蛋两端各开一小孔，让蛋清流入消毒碗内（用时配制），创面经清创处理后（如有水泡应挑破），用消毒棉球蘸蛋液涂敷，第一天 2～3 次，一般 6～15 小时创面即形成淡黄色的痂膜。如发现痂膜下有化脓现象，应及时切开痂膜，彻底排脓再涂蛋液，直至痂膜完整形成为止。

【适应证】此方对轻度烧烫伤有显效。

2. 蛋清麻油方

【组　成】蛋清　麻油各适量

【制用法】鸡蛋清加麻油，涂患处。

【适应证】烧伤、烫伤。

3. 鸡蛋清茶油方

【组　成】鸡蛋清　茶油各适量

【制用法】鸡蛋清调茶油，涂患处，

【适应证】烧伤，烫伤。

4. 赤豆鸡蛋清方

【组　成】赤豆粉　鸡蛋清适量

【制用法】赤豆粉调鸡蛋清敷患处。

【适应证】烧伤，烫伤。

5. 绿豆鸡蛋清方

【组　成】绿豆粉　鸡蛋清适量

【制用法】绿豆粉，调鸡蛋清，涂患处。

【适应证】烧伤、烫伤。

6. 鸡蛋清香油石灰方

【组　成】鸡蛋清　香油　石灰水各适量

【制用法】将上三味搅成糊状，涂患处。每日 1~2 次。

【适应证】烧伤、烫伤。

7. 蛋清硼酸方

【组　成】蛋清 1 个　硼酸粉 5 克

【制用法】将上二味搅匀，将敷料浸透备用。洗净伤面，涂红药水，盖上敷料，松缠绷带。

【适应证】烧伤、烫伤。

8. 蛋清白酒方

【组　成】鸡蛋清 1 个　白酒 15 毫升

【制用法】将上二味调匀，敷患处。

【适应证】烧、烫伤。

9. 五倍子鸡蛋清方

【组　成】五倍子粉 10 克　鸡蛋清 1 个

【制用法】上二味调匀，敷患处。

【适应证】烧伤、烫伤。

10. 大黄鸡蛋清方

【组　成】大黄 12 克　鸡蛋清 1 个

【制用法】大黄研细末，调鸡蛋清，敷患处。

【适应证】烧伤、烫伤。

11. 蛋清冰片方

【组　成】鸡蛋清 1 个　冰片 3 克

【制用法】将冰片研细末加鸡蛋清，搅匀，涂患处。每日 3~4 次，痊愈为止。

【适应证】烧伤、烫伤。

12. 蛋黄油方

【组　成】鸡蛋黄数枚

【制用法】将蛋黄熬炼出油，冷却后，连续涂伤口。

【适应证】烧伤、烫伤。

13. 大黄炭地榆炭冰片蛋黄油方

【组　成】大黄炭　地榆炭各 10 克　冰片 2 克　蛋黄油适量

【制用法】将前三味研末，加蛋黄油适量调匀，涂伤口，不要包扎，防感染，每日 1 次。

【适应证】烧伤、烫伤。

14. 蛋黄白酒蜜糖膏

【组　成】鸡蛋黄数个　白酒　蜜糖各适量

【制用法】蛋黄、白酒、蜜糖调成膏状，敷患处。

【适应证】烧伤、烫伤。

15. 蛋黄碎发膏

【组　成】鸡蛋黄10只　碎发50克

【制用法】将上二味搅匀后放在铁锅内加热，待浓烟过后，锅内之物由黄变黑逐渐出油（切勿翻炒），过滤后，涂患处。每日换药1次。

【适应证】烧伤、烫伤。

16. 煅石膏蛋黄油麻油方

【组　成】煅石膏粉6克　蛋黄油　芝麻油适量

【制用法】将上三味混合，加热至沸调匀，冷却后涂患处。

【适应证】烧伤、烫伤。

17. 鸡蛋膜外用方

【组　成】鸡蛋膜适量

【制用法】鸡蛋膜覆盖伤口。

【适应证】本方适用于烫伤、烧伤面积较小的患者。粥烫伤慎用。

18. 蛤粉朱砂冰片蛋白方

【组　成】蛤壳粉250克　朱砂25克　冰片15克　鸡蛋白适量

【制用法】将前三味共研细末备用。用时可取出适当的细末加鸡蛋白调匀，涂在患部，保持伤面湿润，忌用冷水冲洗。

【适应证】烧伤、烫伤。

十、毒虫螫伤

毒虫螫伤一般皆有红、肿、热、痛等症状。临床症状较轻的可选用下列各方。如全身中毒较重的，可内服南通蛇药片；如系毒蛇咬伤，需立即送医院抢救。

醋　方

1. 醋涂方

【组　成】醋适量

【制用法】将醋涂叮咬处。

【适应证】蚊子、臭虫叮咬。

2. 浓醋湿敷方

【组　成】好醋适量

【制用法】浓醋湿敷（随时加醋湿润）患处。

【适应证】黄蜂螫伤。

3. 醋雄黄敷方

【组　成】醋　雄黄各适量

【制用法】用醋调雄黄外敷患处。

【适应证】蜂蝎螫伤。

4. 明矾醋方

【组　成】明矾适量　醋适量

【制用法】明矾研末，醋调成糊状敷伤口。

【适应证】蝎子螫伤。

5. 芋头磨醋方

【组　成】芋头（芋艿）数个　醋适量

【制用法】芋头磨醋涂患处。

【适应证】蛇虫伤（未破损）。

6. 蜗矾蒲夏醋方

【组　成】大蜗牛 12 克　明矾 3 克　蒲公英 60 克　夏枯草 30 克　醋适量

【制用法】将前四味药捣烂，醋调匀敷患处。

【适应证】蛇虫咬伤（有伤口者）。

7. 醋茶方

【组　成】醋适量

【制用法】醋1碗，当茶喝。

【适应证】毒蛇咬伤。

注：本方为内治方。患者可同时选用下列方外治：山苦瓜（王瓜）浸童便1昼夜，再放屋顶上露7昼夜，捣烂敷伤处。

马齿苋、犁头草（紫花地丁）、半枝莲各1束，捣烂外敷。

马齿苋适量，捣汁1杯，用同等量开水冲服，渣敷患处。

另外，肢体被咬伤后应立即拔除留在伤口上的毒刺，并立即在肢体上端进行结扎，防止毒邪上窜，及时问医诊治。在求医前迅速用清洁消毒小刀或针头扩大创口，挤压出血，或用拔罐吸血。

8. 蛇伤四味方

【组 成】好醋1~2碗 五灵脂4.5克 雄黄1.5克 酒少许

【制用法】将五灵脂、雄黄研末，用醋、酒调服。

【适应证】治疗毒蛇咬伤。

9. 蝎伤醋附方

【组 成】醋 附子各适量

【制用法】用醋磨附子汁敷之。

【适应证】治疗蝎螫伤。

蛋 方

1. 鸡蛋方

【组 成】鸡蛋1枚

【制用法】鸡蛋开一小孔，合于患处。（如咬伤部位在手指，可将手指洗净揩干，伸入蛋内25分钟。每日3次，3~5日可愈）

【适应证】蝎、蜘蛛咬伤。

2. 鸡蛋蝎虎方

【组 成】鸡蛋1枚 蝎虎1条

【制用法】鸡蛋开一小孔，将蝎虎 1 条塞入蛋内，密封，埋于阴凉的土内 20 天后，取蛋液涂患处。

【适应证】蜂螫伤。

3. 鸡蛋蝎虎白酒方

【组　成】鸡蛋 1 个　蝎虎 1 条　白酒适量

【制用法】鸡蛋开一小孔，取出蛋黄一半，将蝎虎 1 条塞内，用纸糊口，焙干研末，以白酒调匀，涂患处。

【适应证】蝎子螫伤。

4. 椿树鸡蛋清方

【组　成】椿树叶适量　鸡蛋清 1 个

【制用法】将树叶捣烂如泥，调鸡蛋清，敷患处。

【适应证】蝎子螫伤。

5. 鸡蛋消肿方

【组　成】鸡蛋 1 枚

【制用法】鸡蛋开一小孔，孔口对着伤口，用手按住，鸡蛋变黑后，再换 1 只蛋。如此反复，直至消肿，蛋不发黑为止。

【适应证】毒蛇咬伤辅助治疗。（注：毒蛇咬伤后先用带子将伤口上下扎紧，以免毒汁四散。迅速用消毒小刀或针头扩大创口，挤压出血，或用拔罐吸血）

6. 蜈蚣末鸡蛋方

【组　成】蜈蚣 1 条　生鸡蛋 1 枚

【制用法】将蜈蚣焙干研末，装入生鸡蛋内，湿纸封口，黄泥包糊，煨熟顿服。

【适应证】毒蛇咬伤辅助治疗。（注：在毒蛇咬伤不久，未成败血症前可用本方）

十一、化脓性骨髓炎

化脓性骨髓炎属于中医疽的范畴，在不同的部位患病，又有不同的病名。如大腿外侧患病为附骨疽，大腿内侧患病为咬骨疽，急性期称附骨流毒。在现代医学，本病是由细菌侵入引起的骨组织化脓性感染的统称。感染途径有血源性感染、直接开放性感染、邻近蔓延感染。其中以血源性骨髓炎最为常见。

醋　　方

推车虫麦醋方

【组　成】推车虫7个　大麦1勺　醋适量
【制用法】前二味，共研细末，醋调敷患处
【适应证】骨髓炎。

蛋　　方

1. 骨髓炎外用方

【组　成】野葡萄根500克　麻油30毫升　75％酒精15毫升　鸡蛋清4个
【制用法】野葡萄根捣烂，加麻油、酒精、鸡蛋清调和。敷患处。
【适应证】骨髓炎。

2. 蜈蚣全虫土虫鸡蛋方

【组　成】蜈蚣1克　全蝎1.5克　土鳖虫1.5克　鸡蛋1枚
【制用法】将前三味，焙干研末，加鸡蛋搅匀，蒸熟食。每日2次，早晚空腹服。小儿用量酌减。
【适应证】骨髓炎。

十二、骨　结　核

蛋　　方

1. 山香桂乳蛋清方

【组　成】穿山甲10克　青木香6克　桂枝10克　乳香

20 克　鸡蛋清适量

【制用法】将前四味研细末，调鸡蛋清，敷患处，

【适应证】骨痨。

2. 蜈蚣全蝎土元方

【组　成】蜈蚣 1 克　全蝎 1.5 克　土鳖虫 1.5 克　鸡蛋
1 枚

【制用法】将前三味焙干研末，加鸡蛋搅匀，蒸熟食，每
日 2 次，早晚空腹服。小儿用量酌减，

【适应证】骨关节结核。

3. 蜈蚣鸡蛋方

【组　成】蜈蚣 1～2 条　鸡蛋 2 枚

【制用法】将蜈蚣焙干研细末与鸡子二枚同炒食。

【适应证】骨结核。

4. 鸡蛋蝼蛄方

【组　成】鸡蛋 2 个　活蝼蛄 4 只

【制用法】将蝼蛄洗净。蛋的两端各挖一个小孔，每个蛋
孔装入 1 只蝼蛄，然后用干净湿布或湿纸塞住，将蛋放入锅中
文火煮熟。服时去蛋壳和死蝼。单食全蛋，早晚各服 1 个。

【适应证】骨结核。

5. 蛋黄油外用方

【组　成】鸡蛋数枚

【制用法】将鸡蛋煮熟，取出蛋黄，放铁勺内加热至蛋黄
变成黑色时，即可得油。外用。

【适应证】外用治骨结核。

十三、颈、肩、腰、腿痛

　　颈、肩、腰、腿痛是指以颈、肩、腰、腿各部位的疼痛为
主要症状的一种病证，可表现为一个部位或两个部位以上的疼
痛。本证主要由于起居不慎，感受寒湿或湿热，致经脉受阻，

气血运行不畅所致；或肾亏体虚，无以濡养筋脉而发病；或跌仆外伤；损伤经脉气血，或因久病，气血运行不畅，导致经络气血阻滞不通而发病。西医的颈椎病、风湿病、类风湿病，以及颈、肩、腰部肌肉骨骼的劳损及外伤等，以颈、肩、腰、腿痛为著时，可参考本篇治法。

醋　方

1. 热醋外浸方

【组　成】醋适量

【制用法】纱布浸醋热敷患处。

【适应证】腰背痛。

2. 醋糟外用方

【组　成】醋糟 1500 毫升

【制用法】炒热（以不烫皮肤为度），装小布袋中，敷患处。睡前敷 1~2 小时。

【适应证】腰腿痛。

3. 小麦麸醋敷方

【组　成】小麦麸 1000~1500 克　醋 500~1000 毫升

【制用法】上二味拌和共炒，趁热装入布袋内扎口，热敷患处，凉后再炒，每日外敷 2~3 小时。

【适应证】风湿性腰腿痛。

4. 葱醋方

【组　成】葱白 30 克　醋适量

【制用法】葱白加醋捣烂，敷痛处。

【适应证】肩臂痛。

5. 醋浸加红外线照射方

【组　成】醋适量

【制用法】纱布浸醋（以不滴水为度），敷患处后用红外线照射 30~40 分钟。若治疗时纱布干了，可补温热醋 1 次。

每日 1 次，15 次为一疗程。隔 3～5 天可进行第二疗程。

【适应证】颈椎病。

6. 醋水热敷方

【组　成】醋 250～300 毫升　热水半盆

【制用法】醋加热水，将毛巾浸湿后，热敷小腿肚。

【适应证】两脚酸痛。

蛋　方

1. 蛇蜕鸡蛋方

【组　成】蛇蜕 10 克　鸡蛋 3 枚

【制用法】将蛇蜕焙黄研末，将鸡蛋各打一小孔，将蛇蜕粉装入，把孔糊上，用火烧熟。吃鸡蛋，每日 1 次。

【适应证】腰痛。

2. 鲜韭菜鸡蛋方

【组　成】鲜韭菜 100 克　鸡蛋 2 枚

【制用法】韭菜和鸡蛋加生油、盐同炒熟，佐餐。

【适应证】肾虚腰腿酸痛。

3. 棉花子鸡蛋方

【组　成】棉花子 10 克　鸡蛋 2 枚

【制用法】上二味加清水 2 碗同煎，蛋熟去壳再煮片刻，加白糖适量，喝汤食蛋。

【适应证】肾虚腰痛。

4. 芥栀蛋清方

【组　成】白芥子 2 份　黄栀子 8 份　鸡蛋清　面粉各适量

【制用法】前 2 味共研细末，加鸡蛋清和面粉适量，调成糊状，敷患处。

【适应证】腰痛。

5. 蛋艾生姜方

【组　成】鸡蛋2只　艾叶15克　生姜25克

【制用法】上三味加水适量同煮，蛋熟去壳再煨片刻。吃蛋喝汤。

【适应证】腰酸。

6. 豆腐鸡蛋方

【组　成】豆腐锅粑100克　豆腐皮1张　鸡蛋1枚　白糖适量

【制用法】上四味加水煮熟食。每日1碗，早晨空腹服下。

【适应证】腰酸。

7. 鸡血藤鸡蛋方

【组　成】鸡血藤30克　鸡蛋2枚

【制用法】上二味加清水2碗同煮，蛋熟去壳再煮片刻，煮成1碗后加白砂糖少许，饮汤食蛋。

【适应证】腰腿酸痛。

8. 鸡蛋寄生方

【组　成】鸡蛋2枚　桑寄生25～50克

【制用法】上二味加水同煮。蛋熟去壳再煨片刻。吃蛋喝汤。

【适应证】腰酸背痛。

9. 鸡蛋杜仲续断方

【组　成】鸡蛋2枚　川杜仲10～12克　川续断10～12克

【制用法】上三味共水煎，蛋熟去壳再煮，喝汤食蛋。

【适应证】腰腿痛。

10. 高粱根鸡蛋方

【组　成】高粱根7个　鸡蛋2枚

【制用法】高粱根水煎去渣，用汤煮鸡蛋，加糖少许服。

【适应证】腿痛。

11. 鸡蛋桑椹女贞旱莲草方

【组　成】鸡蛋 500 克　桑椹 30 克　女贞子 20 克　旱莲草 30 克　白糖 300 克　面粉 200 克

【制用法】将桑椹、女贞子、旱莲草加水适量，猛火烧沸，再用文火熬 20 分钟，去滓留汁，加鸡蛋、白糖、面粉，发酵。加碱适量，做成糕，蒸熟。常食之。

【适应证】腰腿酸软。

醋　蛋　方

肩背酸痛蛋醋方

【组　成】香蕉 1 只　胡萝卜 150 克　苹果 200 克　鸡蛋 1 枚　牛奶 100 毫升　醋 100 毫升　蜂蜜适量

【制用法】香蕉去皮后切成 2 段，胡萝卜与苹果切成碎片，放入果汁机内，加蛋黄、牛奶、醋制成汁，蜂蜜作调料品。常服有效。

【适应证】肩背酸痛。

十四、腰椎间盘脱出症

腰椎间盘退行性变化或受外伤后，腰椎间盘纤维环破裂引起椎间盘向椎管内后方突出，压迫神经根导致腰痛及一系列神经症状者，称为"腰椎间盘突出症"。本病属于中医学腰腿痛、腰脚痛、腰痛连膝等的范畴。

醋　　方

川草乌马钱三七醋敷方

【组　成】生川乌 10 克　生草乌 10 克　马钱子 12 克　三七 20 克　醋适量

【制用法】上药共碾细末，调醋，敷患处。（注：治疗过

程中，应卧床休息，不宜过分活动）

【适应证】腰椎间盘突出症。

蛋　方

山海灵留香蛋方

【组　成】穿山甲6克　海马10克　五灵脂12克　王不留行12克　木香10克　鸡蛋清1个。

【制用法】将前五味共研细末，调鸡蛋清敷患处。

【适应证】腰椎间盘突出症。

十五、外科杂证

醋　方

1. 醋乳没外用方

【组　成】醋250毫升　乳香末　没药末各6克　淀粉60克

【制用法】醋置搪瓷盆中煮沸后加乳香末和没药末，边搅边加淀粉（山芋粉亦可），成糊状，涂于牛皮纸上（面积应大于病变范围，厚约1~1.5厘米），俟温度降至50℃左右时贴于患处，包扎。如有伤口，按常规处理，在敷以凡士林纱布后再敷醋膏（勿直接涂于伤口，以免腐蚀扩大）。

【适应证】凡疖、痈、蜂窝组织炎、丹毒、脓肿、腮腺炎、乳腺炎等急性炎症均可应用。但对结核性炎症及骨髓炎等则不适宜。

2. 醋洗方

【组　成】0.5%~2%醋溶液适量

【制用法】用上述溶液冲洗各种疮口。

【适应证】本方能冲洗各种疮口，对绿脓杆菌的创面冲洗效果更佳。

3. 麦麸醋方

【组　成】小麦麸 1000 ~ 1500 克　醋 500 ~ 1000 毫升

【制用法】麦麸加醋，边炒边拌，趁热装入布袋。热敷疼痛部位，凉后再炒。每日敷 2 ~ 3 小时。

【适应证】腹腔术后粘连。

4. 芥末醋方

【组　成】芥末 50 克　醋适量

【制用法】芥末先用少量开水湿润，调醋，敷患处，包扎。3 小时后取下。每 3 ~ 5 日敷 1 次。

【适应证】寒性脓疡。

5. 硝黄醋方

【组　成】大黄　芒硝各等份　醋适量

【制用法】上二味共研细末，调醋，敷患处。

【适应证】静脉炎及肌肉注射后局部硬结。

6. 饮醋方

【组　成】醋适量

【制用法】饮醋适量，每日 3 次。

【适应证】骨结发硬。

7. 蜈蚣香粉醋方

【组　成】蜈蚣　香粉（妇女搽脸的粉）各等份　醋适量

【制用法】蜈蚣（青石上研粉）和香粉，调醋，涂患处。

【适应证】骨结核溃不收口。

蛋　　方

蛋清外涂方

【组　成】蛋清适量

【制用法】将蛋清外涂患处。

【适应证】严重的局部注射反应。有止痛、消炎、防止化脓的作用。

第十章 骨科疾病

一、骨 折

骨折是指由于外伤引起的骨骼本身损伤。对于伤势严重的患者，应及时止血、固定、立即送往医院救治。对于骨折迟迟不能愈合者，可采用以下方法进行治疗。

醋 方

1. 狗头热醋方

【组　成】狗头1个　醋适量

【制用法】狗头烧存性为末，热醋调涂，暖卧。

【适应证】骨折。

2. 灵脂茴香醋调方

【组　成】五灵脂30克　茴香3克　醋适量

【制用法】将以上二味药研细，醋调敷，包扎。

【适应证】骨折。

3. 牛蹄乳没醋调方

【组　成】牛蹄甲1个　乳香　没药各6克　醋适量

【制用法】将乳、没置甲内，烧灰，以醋调敷患处。

【适应证】骨折。

蛋 方

1. 鸡蛋壳方

【组　成】鸡蛋壳适量

【制用法】鸡蛋壳炒黄，研为细末。每日3次，每次3克，用凉开水送服。

【适应证】配合治疗骨折迟缓愈合。

2. 硼砂土元蛋清方

【组　成】硼砂 15 克　土元 15 克　鸡蛋清 2 个　面粉适量

【制用法】将前二味研细末，再与鸡蛋清及面粉调成糊状。在骨折复位后，敷患处，包扎，再用小夹板固定。5～7日换药 1 次。

【适应证】本方对骨折有促进愈合，恢复再生机能的功用。

二、骨质增生

骨质增生，由骨或关节软骨变性和关节遭受慢性损伤所致。继发于先天、后天关节畸形、损伤和炎症之后。又称骨刺。现代医学多称为骨性关节病，骨关节炎，增生性关节炎。按骨质增生部位，可分增生性脊柱炎、颈椎病、增生性髋关节炎、增生性膝关节炎、跟骨刺等。

醋　　方

1. 川芎醋糊外用方

【组　成】川芎末 6～9 克　陈醋适量

【制用法】川芎末以陈醋调成糊状，再加少许凡士林调匀，涂抹患处，用纱布包扎。每 2 日换药 1 次。10 次为 1 疗程。（注：配制药膏后要及时用完，每次至少应保持 1 天，过早揭去，影响疗效。若有刺痒或起密集丘疹，应及时揭去。此外，在每次敷药前如能配合按摩治疗，则效果更佳）

【适应证】骨质增生。

2. 热醋毛巾外敷法

【组　成】醋适量

【制用法】热醋毛巾敷患处。为了保温，上面可加热水

袋，温度以能忍受为度，每日中午和晚上各 1 次，每次 40 ~
60 分钟。(注：为了提高疗效，热敷后，可做几节腰背部体操
运动)

【适应证】治疗骨增生。

3. 五乳膝醋方

【组　成】五味子 12 克　乳香 12 克　牛膝 20 克　醋适量

【制用法】将前三味共研细末，调醋，敷患处。

【适应证】骨刺。

4. 夏枯草醋方

【组　成】醋 1000 毫升　夏枯草 50 克

【制用法】用醋浸夏枯草，2 ~ 4 小时后，煮沸 15 分钟，
先熏后洗患处 20 分钟。每日 1 ~ 3 次。每剂可用 2 天。

【适应证】骨刺。

5. 热醋外浸法

【组　成】醋 1000 毫升

【制用法】醋加热至脚可浸入，每日 30 ~ 60 分钟。如温
度下降，应再次加热。一般浸 10 ~ 15 天后，足跟痛开始逐渐
减轻，可连续浸 1 ~ 2 个月。

【适应证】骨刺。

6. 川乌陈醋方

【组　成】生川乌适量　陈醋适量

【制用法】生川乌烘干研细末，调陈醋，敷患处。3 天换
药 1 次，反复数次。

【适应证】骨刺。

7. 威灵仙醋方

【组　成】醋 500 毫升　威灵仙粉 150 克

【制用法】将二味共煎沸，熏洗足跟。每日数次,1 周为 1 疗程。

【适应证】骨刺。

8. 牛骨米醋桑木方

【组　成】牛骨　米醋　干桑木各适量

【制用法】在地上挖一直径和深度约 20 厘米的圆坑，并在旁边挖一进风洞。坑内先放适量的桑木柴点燃，再将牛骨放入。待牛骨燃烧后，患者足跟在坑上熏烤，同时用纱布蘸醋不断涂擦患处。每日 1 次，每次 2~3 小时。

【适应证】骨刺。

第十一章　肛肠科疾病

一、痔　疮

　　直肠下端黏膜下和肛管皮下，扩大曲张的静脉团称为痔。依其发病部位不同，临床可分为内痔、外痔、混合痔。中医也称为痔。主要症状为：内痔见便血，脱出，分泌黏液，疼痛，便秘，贫血等；外痔见肛门不洁，肿胀，疼痛，肛门瘀血等。

　　肛裂是指肛管的皮肤全层裂开并形成慢性感染性溃疡，称为肛裂。好发于肛管后方或前方正中线。与中医学中"钩肠痔"相类似。其主要症状为周期性疼痛、出血、便秘等。

　　肛瘘是指肛管、直肠腔相通的瘘管而言。相当于中医学"漏疮"的范畴。其主要症状为局部流脓、疼痛、瘙痒、粪便排出不畅等。全身也可有体温升高，疲倦不适，或因长期流脓造成身体消瘦、贫血等。

醋　方

1. 香菜醋方

【组　成】香菜　醋　香菜子各适量

【制用法】用香菜煮汤熏洗，同时用醋煮香菜子，布蘸湿后趁温热覆盖患部。

【适应证】治痔疮肿痛，肛门脱垂均有效。

2. 羊血醋方

【组　成】羊血块200克　醋300毫升

【制用法】将羊血块切成小块，加醋煮熟，以少许盐调味，仅食羊血（醋不可饮）。

【适应证】内痔出血（初期）。

3. 生马钱子醋方

【组　成】生马钱子数枚　醋适量

【制用法】把药放在瓦片上用磨磨汁，涂患处。每日 1 ~ 3 次。

【适应证】外痔。

蛋　　方

1. 苦参鸡蛋红糖方

【组　成】苦参 60 克　鸡蛋 2 只　红糖 60 克

【制用法】苦参煎取浓汁，加鸡蛋和红糖，煮熟后食蛋喝汤。每日 1 剂。4 日为 1 疗程。

【适应证】痔疮。

2. 蛋黄油剂

【组　成】蛋黄油适量

【制用法】蛋黄油，涂患处。

【适应证】治混合痔，痔瘘漏管，肛裂。

3. 鸡冠花鸡蛋方

【组　成】白鸡冠花 15 ~ 30 克　鸡蛋 1 枚

【制用法】鸡冠花加清水 2 碗煎至 1 碗，去渣，鸡蛋去壳加入煮熟服食。每日 1 次，连服 3 ~ 4 次。

【适应证】用于治疗痔疮。

二、直肠脱垂

直肠脱垂是指肛管、直肠黏膜、直肠全层与部分乙状结肠脱出肛门外的一种疾病。中医学称为脱肛。其主要症状是肛门脱出，轻者便时脱出，便后自纳；重者需手推还复。

醋　方

红枣陈醋方

【组　成】红枣　陈醋各适量

【制用法】红枣加陈醋煮食。

【适应证】脱肛。

蛋　方

1. 明矾鸡蛋方

【组　成】明矾7粒（如小米大）　鸡蛋1枚

【制用法】明矾装入鸡蛋，蒸熟。空腹吃蛋。连服5~7日。

【适应证】脱肛。

2. 血余炭鸡蛋香油方

【组　成】血余炭3克　鸡蛋1只　香油10毫升

【制用法】血余炭研细，与鸡蛋调匀，用香油炒熟，1次食下。每日2次，早晚空腹服，直至脱肛痊愈。

【适应证】脱肛。

第十二章　皮肤科疾病

一、黧黑斑、酒皶鼻

黧黑斑，又叫面部皯黯，发生于面部，皮肤呈黄褐色或淡黑色斑块，形状大小不一，枯暗无光泽，境界清楚，不高出皮肤，现多称"黄褐斑"，多见于女性。

酒皶鼻，古称鼻赤或肺风粉刺。症见鼻准发红，久则呈紫黑色，甚则可延及鼻翼颜面部位。

醋　　方

1. 蜜醋方

【组　成】蜂蜜　醋各 1~2 汤匙

【制用法】上两味用温开水冲服，每日 2~3 次，按时服用，久服效佳。

【适应证】用于皮肤粗糙、黝黑。

2. 米醋洗面液

【组　成】米醋适量

【制用法】香皂洗脸后，温水中加 1 汤匙醋洗脸，再用清水洗干净，久洗有效。

【适应证】用于皮肤粗糙、黝黑。

3. 醋甘油合剂

【组　成】醋 5 份　甘油 1 份

【制用法】上二味混合，涂擦皮肤，久擦有效。

【适应证】皮肤粗糙、黝黑。

4. 醋水外洗方

【组　成】水　醋适量

【制用法】洗脸、洗澡时水中加醋，久之皮肤可变白。洗脸时须紧闭双眼，以免伤害眼睛。

【适应证】皮肤黝黑。

5. 醋浸黄豆方

【组　成】新鲜黄豆250克　米醋适量

【制用法】将黄豆浸醋中（以刚浸没为准），15天后，每天食醋黄豆8~10粒。

【适应证】用于面部皮肤色素沉着。

6. 醋浸苡仁方

【组　成】米醋500毫升　薏苡仁300克

【制用法】苡仁浸于米醋中，密封10天后启用。每天服醋液1匙。

【适应证】用于面部皮肤色素沉着。

7. 鲜菜调醋祛斑方

【组　成】胡萝卜　白菜　卷心菜　南瓜　黄瓜各适量醋适量

【制用法】将新鲜蔬菜洗净，放少许盐压实，6小时后，放醋凉拌进餐。

【适应证】用于减退面部色素沉着。

8. 醋芷芦荟方

【组　成】醋10克　白芷10克　白凡士林100克　芦荟10克

【制用法】白芷水煎2次，浓缩取汁10毫升，加醋、白凡士林，将芦荟研成细粉，加入搅拌均匀即可。温水洗净患处，涂擦此药，一般1~2周见效。

【适应证】用于治疗痤疮。

蛋　方

1. 蛋黄外涂方

【组　成】蛋黄适量

【制用法】蛋黄搅成糊状，徐徐地涂在脸部，待蛋黄彻底干后，再用清水冲洗。

【适应证】用于干性皮肤美肤。

2. 蛋黄橄榄油奶方

【组　成】蛋黄1个　橄榄油1匙　面粉3匙　鲜牛奶适量

【制用法】将上几味调成糊状，做成面膜，干后，用清水冲洗。

【适应证】用于干性皮肤美肤。

3. 蜂蜜燕麦蛋黄方

【组　成】蜂蜜　燕麦粉各1匙　蛋黄适量

【制用法】先将蜂蜜加热变稀后，一滴一滴加入蛋黄中，同时不断搅拌加入燕麦粉，洗净皮肤后把混合液涂于面部，30分钟后用清水洗净。

【适应证】用于干性皮肤美肤。

4. 蛋黄维生素E外用方

【组　成】蛋黄1个　维生素E　油5滴

【制用法】将三味调匀，敷于面部或颈部，20分钟后用清水洗净。

【适应证】用于干性皮肤美肤。

5. 蛋清柠檬汁外用方

【组　成】蛋清1只　柠檬汁5滴

【制用法】上二味调匀敷面部20分钟后用清水洗净。

【适应证】用于油性皮肤美肤。

6. 蛋清外用方

【组　成】蛋清1个

【制用法】将蛋清搅成泡沫状，涂面，20分钟后用水洗去，再搽化妆粉。

【适应证】油性皮肤美肤。

7. 蛋清涂面方

【组　成】蛋清1个

【制用法】将蛋清打成泡沫状，涂面，20分钟后用温水洗净，接着用凉水冲洗。（注：本法在脸部因疲劳而松弛的时候使用，效果最佳）

【适应证】用于中性皮肤美肤。

8. 蛋黄橄榄油方

【组　成】蛋黄半个　橄榄油5滴

【制用法】蛋黄加橄榄油调匀，涂面部和颈部，20分钟后用清水洗净。

【适应证】用于中性皮肤美肤。

9. 胡萝卜藕粉蛋黄方

【组　成】新鲜胡萝卜2根　藕粉　蛋黄各适量

【制用法】将鲜萝卜捣碎，加藕粉和鸡蛋黄调匀，涂面20分钟后，先后用温水、冷水洗净。

【适应证】用于中性皮肤美容。

10. 鸡蛋芦荟方

【组　成】纯芦荟汁1汤匙　鸡蛋清1个

【制用法】上二味调匀，晚上洗脸后，涂面，并用手按摩，尽量使皱纹处伸展，如前额处。日久会见效。如果眼角鱼尾纹较深，可用纯芦荟汁1汤匙，加入蛋黄1个，用脱脂棉蘸取涂眼角处，停留数分钟后洗去，再行轻轻按摩。每晚1次。

【适应证】消除皱纹，本方用于面部皱纹较多者。

11. 鸡血藤鸡蛋方

【组　成】鸡血藤30克　鸡蛋2枚

【制用法】上二味加清水2碗同煮，蛋熟去壳再煮片刻，煮成1碗，加白糖少许，喝汤吃蛋。

【适应证】用于治疗黄褐斑（黧黑斑）。

12. 羖羊鸡蛋清方

【组　成】羖羊（公羊）股骨适量　鸡蛋清适量

【制用法】将羖羊胫骨捣碎研末，同鸡蛋清调和，敷面，干后用米泔水洗擦。一般几天内即可见效。

【适应证】用于治疗黄褐斑。

13. 鸡蛋烧酒方

【组　成】鸡蛋数枚　烧酒适量

【制用法】将鸡蛋放入容器内，浸烧酒，以淹没为度，密封28日后，倒去烧酒，取鸡蛋清。每晚临睡前涂面部患部。

【适应证】用于治疗黄褐斑。

14. 鸡蛋清杏仁方

【组　成】杏仁（去皮）适量　鸡蛋清适量

【制用法】将杏仁捣碎，用鸡蛋清调匀，每晚睡觉前搽脸，早晨用白水洗去。一个月后，就可使面部黑褐斑消退，皮肤光洁。

【适应证】黄褐斑。

15. 牵牛子鸡蛋清方

【组　成】牵牛子适量　鸡蛋清适量

【制用法】将牵牛子研粉，调鸡蛋清如糊状，每晚涂患处，白天洗去。

【适应证】用于治疗酒糟鼻。

醋　蛋　方

醋蛋治黑斑饮

【组　成】优质醋500克　鸡蛋1枚

【制用法】将鸡蛋洗净，浸入醋中，24小时后硬壳开始溶解在醋液中，约过1个月，蛋壳全部消失，只剩薄皮浮在溶液中，每天喝1盅醋蛋液与1杯凉开水掺和的混合液。

【适应证】用于治疗面部黑斑。

二、疣　赘

皮肤骤然出现米粒大的扁平隆起，呈浅褐色或正常皮色，好发于颜面及手背处，常对称出现，称疣赘。

醋　方

1. 醋浸石灰方

【组　成】醋　石灰各适量

【制用法】醋浸石灰6~7天，取汁点疣。

【适应证】用于治疗疣。

2. 热醋外涂方

【组　成】醋200毫升

【制用法】把醋加热浓缩至100毫升，冷却后，涂患处。每日3次。疣体脱落后不留疤痕。

【适应证】用于治疗扁平疣。

3. 生姜醋搽方

【组　成】生姜　醋各适量

【制用法】生姜捣烂取汁，加醋，搽患处。每日数次。

【适应证】用于治疗寻常疣。

4. 乌梅醋方

【组　成】乌梅4~6克　醋20~30毫升

【制用法】乌梅浸醋1周。用时，热水浸洗患部，削去病变处角化组织，以渗血为度。取胶布1块，中间剪一小洞，贴在皮肤上，暴露病损部位，取乌梅肉捣成糊状，敷在病变组织上，外用1层胶布盖严。每3日换药1次。

【适应证】用于治疗皮肤疣。

醋　蛋　方

消除赘疣方

【组　成】鲜鸡蛋6枚　醋45～60毫升

【制用法】将蛋煮熟后，放入冷开水中凉15分钟，去壳，每个蛋用竹签刺5～10个小孔，装于杯内，加醋，密封24小时备用。每日清晨空腹食蛋2枚，喝醋2匙，连用2～3周。（服时忌用食盐、酱油调味。用药前后忌食碱性食物和碱性药物）

【适应证】用于治疗赘疣。

三、癣

癣是最常见的皮肤病。中医文献早有记载，我国现存最早的中医外科专著《刘涓子鬼遗方》中已有用雄黄、矾石、水银、黄柏等治疗癣的记载。隋·《诸病源候论·癣候》说："癣病之状，皮肉隐胗如钱文，渐渐增长，或圆或斜，痒痛，有匡郭。"当时分为干癣、湿癣、风癣、白癣、牛癣、圆癣、狗癣、雀眼癣、刀癣等九种。言癣者，病名既多，包括的病种亦广。本书所叙述的癣，主要是指发生在表皮、毛发、指（趾）甲的浅部的真菌病，常见的有头癣、手足癣、体癣、花斑癣等。癣病具有长期性和广泛性的特征，它一直是皮肤病防治工作的重点。

醋　　方

1. 五倍子醋方

【组　成】五倍子50克　醋200毫升

【制用法】五倍子煎汁，以醋调匀涂之。初涂时有痛感。每日数次，连涂3日。

【适应证】用于治疗头癣。

2. 醋水外洗方

【组　成】醋 200 毫升　水 300 毫升

【制用法】醋加水冲洗头部。

【适应证】头癣。

3. 鲜荸荠醋方

【组　成】鲜荸荠 10 只　醋 75 毫升

【制用法】将荸荠去皮，切片，浸醋，文火熬至醋干，将荸荠捣成糊状。局部擦热后，敷之，用绷带扎好。每日 1 次，至愈为止。

【适应证】用于治疗皮癣。

4. 皂角刺醋方

【组　成】嫩皂角刺 30 克　醋 100 毫升

【制用法】嫩皂角刺加醋浓煎，搽患处。

【适应证】用于治疗疱癣。

5. 醋家鸽粪外涂方

【组　成】醋 500 毫升　家鸽粪 50 克

【制用法】上二味边煮边搅，成糊状。每晚涂患处 1～2 次。重者白天也须搽药。

【适应证】用于治疗体癣（钱癣、圆癣）。

6. 木槿根皮醋方

【组　成】木槿根皮　醋各适量

【制用法】将木槿根皮研末，调醋，搽患处。

【适应证】用于治疗各种癣症。

7. 荔枝核醋调方

【组　成】荔枝核 30 克　醋适量

【制用法】将荔枝核研末，调醋搽患处。

【适应证】用于治疗各种癣症。

8. 龙眼核磨醋方

【组　成】龙眼核　醋各适量

【制用法】龙眼核去外黑壳，取内核，磨醋，涂患处。

【适应证】各种癣症。

9. 陈醋外用方

【组　成】陈醋适量

【制用法】先将患处用温开水洗净（切忌用生冷水洗），用消毒棉球蘸陈醋搽之。每日早晚各 1 次。

【适应证】用于治疗股癣。

10. 生半夏醋方

【组　成】生半夏 5 个　醋 20 毫升

【制用法】生半夏去外皮加醋磨汁，搽患处。

【适应证】用于治疗体癣（包括"铜钱癣"和"牛皮癣"）。

11. 土大黄浸醋方

【组　成】土大黄（鲜）适量　醋适量

【制用法】土大黄切片浸醋，搽患处。

【适应证】用于治疗体癣（包括"铜钱癣"和"牛皮癣"）。

12. 醋洗方

【组　成】醋适量

【制用法】醋 30 毫升，放铁勺内烧开，洗患处。每日 3 ~ 4 次。

【适应证】用于治疗落发癣。

13. 醋浸泡方

【组　成】醋 200 毫升　水 1000 毫升

【制用法】醋加水浸泡患处。每晚 1 次，每次 20 ~ 30 分钟。

【适应证】用于治疗手足癣。

14. 马齿苋米醋方

【组　成】鲜马齿苋　米醋各等量

【制用法】鲜马齿苋捣烂浸汁加米醋混合，搽患处。

【适应证】用于治疗手足癣。

15. 凤仙皂角椒醋方

【组　成】白凤仙花 50 克　皂角 50 克　花椒 25 克　醋 250 毫升

【制用法】将前三味，在醋内浸 1 天。每晚临睡前泡患部 20 分钟。连续 7 天。

【适应证】用于治疗手足癣。

16. 酽醋外搽方

【组　成】酽醋（浓而味厚者）适量

【制用法】上药外搽，每日 3 ~ 4 次。

【适应证】用于治疗手足癣。

17. 醋鲜侧柏叶方

【组　成】醋 500 毫升　鲜侧柏叶 250 克

【制用法】醋中加鲜侧柏叶煮沸，冷却后敷患处。每日 1 次，每次 20 分钟。1 周为 1 疗程。

【适应证】用于治疗手足癣。

18. 足癣外洗方

【组　成】醋 1500 毫升　盐 30 克　白矾 60 克　阿司匹林 10 片　石炭酸 20 毫升

【制用法】将上药水煎，浸脚。每日 2 次，每次 30 ~ 40 分钟。

【适应证】用于治疗足癣。

19. 醋蜂房外搽方

【组　成】醋 50 毫升　蜂房 60 克

【制用法】将上二味，明火煎至一半，以药液搽患处。轻者 2 次，重者 3 ~ 4 次为 1 疗程。

【适应证】用于治疗足癣。

20. 杏仁醋方

【组　成】苦杏仁 100 克　醋 300 毫升

【制用法】将上二味，置搪瓷容器内煎沸，再用文火续煎 15～20 分钟（使药液浓缩至 150 毫升为宜）。洗净患处搽之。每日 3 次。

【适应证】用于治疗足癣。

21. 脚癣蒜醋液

【组　成】大蒜 20～25 瓣　醋 150～200 毫升

【制用法】蒜捣烂浸醋 2～3 天，将患脚用温水浸泡 3～6 分钟后，再在蒜醋液中浸 15～20 分钟，每日 3 次。

【适应证】用于治疗脚癣搔破后感染化脓患者。

22. 醋煮海带疗脚癣方

【组　成】鲜海带 120 克（干品 60 克）　醋适量

【制用法】海带用醋煮熟，1 次食完。

【适应证】用于治疗脚癣。胃及十二指肠溃疡、胃酸过多者忌用。

23. 蜂房白矾醋方

【组　成】露蜂房 50 克　白矾 26 克　醋适量

【制用法】白矾放罐中文火溶化，与蜂房共研细，用醋调搽患处。

【适应证】用于治疗癣症。

蛋　方

1. 蛋黄油方

【组　成】蛋黄油适量

【制用法】将蛋黄油涂患处。

【适应证】用于治疗乳癣、钱儿癣。

2. 蛋壳香油方

【组　成】鸡蛋壳 7 个　香油适量

【制用法】将鸡蛋壳炒干研粉，香油调和，敷患处。

【适应证】用于治疗头癣。

3. 陈石灰蛋清方

【组　成】陈石灰　鸡蛋清各适量

【制用法】将陈石灰研细末，鸡蛋清调，敷患处。每日1次。数次有效。

【适应证】用于治疗头癣。

4. 苦楝根皮蛋黄油方

【组　成】苦楝根皮　蛋黄油各适量

【制用法】将苦楝根皮研末，蛋黄油调匀。使用时先将患者头发剃去，用温开水洗净头部，然后涂此药油。每日换药1次。

【适应证】用于治疗头癣。

5. 鸡蛋香油方

【组　成】鸡蛋8只　香油60毫升

【制用法】用香油煎鸡蛋成圆形饼状。使用时，先将患部用肥皂水洗净，再盖上鸡蛋饼，如戴帽状。每天换药1次。

【适应证】用于治疗头癣。

6. 鸡蛋膜外贴方

【组　成】新鲜鸡蛋膜

【制用法】新鲜鸡蛋膜贴于洗净的破溃处。保留12小时。（注：如果在贴鸡蛋膜前，用淘米水浸脚数分钟，效果更佳）

【适应证】治疗脚癣。

7. 蛋黄油硫黄方

【组　成】蛋黄油半匙　硫黄2.5克

【制用法】将硫黄粉与蛋黄油调匀，涂擦疮。

【适应证】用于治疗各种癣症。

醋　蛋　方

1. 蛋黄木鳖醋磨方

【组　成】鸡蛋黄2个　木鳖子5个　醋适量

【制用法】将鸡蛋黄熬油、木鳖子去皮，用醋磨汁。先将患处用温开水洗透，再用药汁涂，1日2次，连用3天。

【适应证】用于治疗癣症。

2. 鸡蛋浸醋方

【组　成】鸡蛋数枚　醋适量

【制用法】鸡蛋浸醋中，7日后取出，取蛋清及蛋黄抹患处。

【适应证】用于治疗各种癣症。

四、鹅　掌　风

鹅掌风因手掌粗糙开裂如鹅掌而得名。在明代《外科正宗》已有了详细的记载，如："鹅掌风由足阳明胃经火热血燥，外受寒凉所凝，致皮枯槁。"本病成年人为多见。

醋　　方

1. 醋搽方

【组　成】醋适量

【制用法】用醋搽患处，每日数次。

【适应证】用于治疗鹅掌风。

2. 浸热醋方

【组　成】醋适量

【制用法】醋加热，将患手浸于热醋中，每日2次，每次10分钟。

【适应证】用于治疗鹅掌风。

3. 醋泡方

【组　成】醋适量。

【制用法】将手伸入醋中浸泡一夜，数次见效。

【适应证】用于治疗鹅掌风。

4. 凤仙花矾醋方

【组　成】白凤仙花（连根）2 株　明矾 200 克　醋 400 毫

【制用法】上三味共捣烂，搽患处。每晚临睡前搽 1 次，以伏天治疗为宜。

【适应证】适用于鹅掌风。

5. 加味米醋鹅掌风方

【组　成】米醋 1000 毫升　浮萍 12 克　羌活　独活　荆芥　防风　川乌　草乌　僵蚕各 9 克　牙皂　白鲜皮各 15 克　鲜白凤仙花 1 株（去根留茎）

【制用法】将以上药物浸醋 24 小时后，文火煮开，去渣留汁，泡手。每日 3 次，每次 30 分钟。浸泡后忌用水冲洗，擦干即可工作。

【适应证】用于治疗鹅掌风。

6. 醋浸明矾凤仙液

【组　成】醋 500 毫升　明矾 200 克　白凤仙花叶茎 100 克

【制用法】将明矾、白凤仙花叶茎加醋共浸 24 小时后，去渣。患手浸泡 24 小时。浸手在 3 日内禁用肥皂。

【适应证】用于治疗鹅掌疯。

五、灰指（趾）甲

本病因指（趾）甲失去光泽，增厚变灰而得名。清代《外科证治全书》中称"鹅爪风"。以成人为多见，绝大多数伴有脚湿气和鹅掌风。

初起甲旁发痒，继则指（趾）甲出现高低不平，逐渐增厚或蛀空而残缺不全，最后指（趾）甲变形，失去光泽而呈灰白色。可有三种不同表现。增厚型，甲缘增厚渐至整个指（趾）甲肥厚、高低不平；萎缩型，甲板萎缩色白，甲板翘起，其下蛀空；破损型，甲板部分增厚，边缘破损，略带草绿色，少数甲沟红肿，甲板高低不平。

轻者只有 1～2 个指（趾）甲受损，重者所有的指（趾）甲皆可累及，一般无痛痒感，但指（趾）甲过厚也可引起疼痛。

醋　方

1. 陈醋外搽方

【组　成】陈醋适量

【制用法】用热水将病甲泡软，削薄（以不出血不痛为度），用消毒棉球蘸陈醋置病甲上 5～10 分钟。每日早晚 1 次。5 天为 1 疗程。休息 5 天，再进行第 2 疗程。治疗期间，手足要保持清洁。

【适应证】用于治疗灰指甲。

2. 醋浸泡方

【组　成】醋适量

【制用法】将患指浸泡在醋中过夜。

【适应证】用于治疗灰指甲。

3. 白醋浸泡方

【组　成】白醋适量

【制用法】用白醋浸泡病甲，每日 1 次，每次 30 分钟，浸前用小刀刮除病甲变脆部分。

【适应证】用于治疗灰指甲。

4. 醋白芷浸泡方

【组　成】醋 500 毫升　白芷 90 克

【制用法】醋加白芷，煎浓汁。每日浸泡 30 分钟。连浸
10 日，早晚各 1 次。

【适应证】用于治疗灰指甲。

5. 醋斑蝥外用方

【组　成】斑蝥 7 个　百部 15 克　白矾　凤仙花各 10 克
土槿皮 30 克　毛姜 20 克　醋 500 毫升

【制用法】醋煎百部、土槿皮、毛姜、斑蝥 1 小时后，加
凤仙花、白矾续煎 20 分钟即可。过滤后用药棉球蘸药汁包敷
患甲 24 小时。隔日 1 次，3 次为 1 疗程。重者，隔 1～2 周后
再行 1 个疗程。用药期间患指不可接触肥皂液。（注：此法在
三伏天使用效果更佳。如浸泡时患指起泡，停药 2～3 日可自
行消退）

【适应证】用于治疗灰指甲。

六、汗斑（花斑癣）

醋　方

1. 醋外搽方

【组　成】醋适量

【制用法】用醋搽患处，每日 2 次。

【适应证】用于治疗汗斑（花斑癣）。

2. 食品加醋方

【组　成】醋适量

【制用法】在食品中加醋，食之。

【适应证】用于治疗汗斑。

3. 山姜醋方

【组　成】山姜 20 克　醋 100 毫升

【制用法】鲜山姜洗净捣碎，浸醋 12 小时（密闭保存以
防挥发）。洗净患处，搽药汁。每日 1 次。连用 3 次为 1 疗程。

（注：在治疗期间应换洗内衣、被子等，以防再感染）

【适应证】用于治疗汗斑。

4. 韭茄硼醋方

【组　成】韭菜　茄子　硼酸和硼砂各25克　醋200毫升

【制用法】将前四味混合捣拦，加醋，密封24小时，擦患处。每日数次。

【适应证】用于治疗汗斑。

5. 海螵蛸硫黄菖蒲醋方

【组　成】海螵蛸　硫黄　菖蒲各26克　好醋适量

【制用法】将前三味共研粗末，调好醋擦患处。

【适应证】用于治疗汗斑。

七、鸡　眼

鸡眼是发生于足底，表现为局限性表皮角质增厚，边缘不清，触之坚实的硬结，走路有压痛，多生于足骨突起处的受压部位。

醋　　方

1. 乌梅轻粉方

【组　成】乌梅肉　轻粉各适量

【制用法】乌梅肉加轻粉适量调醋，敷患部。每日1次。

【适应证】用于治疗鸡眼。

2. 乌梅盐醋方

【组　成】乌梅28克　盐10克　温开水50毫升　醋15毫升

【制用法】乌梅浸盐水24小时后取出，加醋制成膏状。患部在热水中浸20分钟，刮去鸡眼硬皮，涂膏扎好。24小时换1次。3~4次为1疗程。

【适应证】用于治疗鸡眼。

3. 蒜葱醋外用方

【组　成】紫皮大蒜1头　葱头1个　醋适量

【制用法】将蒜葱捣如泥，调醋，割除鸡眼表面粗糙角膜层（以刚出血为度），用盐水（温开水200毫升加生盐5克）浸20多分钟，使真皮软化，抹干，将蒜葱泥塞满切口，用消毒纱布、绷带和胶布包好。每日或隔日换药一次。一般5～7天为1疗程。（药必须现制现用）

【适应证】用于治疗鸡眼。

蛋　　方

蛋黄油外用方

【组　成】蛋黄油适量

【制用法】滴蛋黄油于患处。1日数次。连续数日为1疗程。

【适应证】用于治疗鸡眼。

醋　蛋　方

米醋鸡蛋方

【组　成】鸡蛋数枚　米醋适量

【制用法】先将鸡蛋煮熟去壳，浸入食醋中24小时，每日清晨空腹服2枚鸡蛋，并喝醋2匙。

【适应证】用于治疗鸡眼。

八、痒　　症

醋　　方

1. 酱油醋方

【组　成】酱油　醋各等量

【制用法】将上二味混合，擦患处。

【适应证】痒症。

2. 醋水外洗方

【组　成】醋 150 毫升　水 200 毫升

【制用法】醋加水烧热洗头。每日 1 次。

【适应证】用于治疗头皮痒

九、湿　疹

湿疹是一种常见的过敏性炎症性皮肤病,其特点为多形性皮疹,倾向湿润,对称分布,易于复发和慢性化,自觉剧烈瘙痒。中医所谓浸淫疮、绣球风、四季风等属于本病范围。亦有的学者称本病为"湿疡"。

醋　　方

1. 绿豆蜜薄冰醋方

【组　成】绿豆粉 30 克　蜂蜜 9 克　薄荷　冰片 3 克　醋适量

【制用法】绿豆粉炒灰黑色,与蜂蜜、薄荷、冰片、醋调成糊状,摊油纸上,当中留孔,敷患处。

【适应证】用于治疗湿疹。

2. 阴囊湿疹外敷方

【组　成】醋 250 毫克　盐 3～5 克　黄柏　苍术各100 克。

【制用法】将黄柏、苍术和盐末,调醋成糊状,敷患部。

【适应证】用于治疗阴囊湿疹。

蛋　　方

1. 蛋黄油外涂方

【组　成】蛋黄油适量

【制用法】将蛋黄油涂抹患部。每日一次。一般用药后局部发红、渗液、瘙痒等症见轻，连用3~5次即可望治愈。

【适应证】用于治疗皮肤和阴囊湿疹。

2. 赤小豆蛋清方

【组　成】赤小豆　鸡蛋清各适量

【制用法】赤小豆研细末，用鸡蛋清调和，搽患处。每天2次。连用3天。

【适应证】用于治疗皮肤湿疹。

3. 柏丹陈冰蛋黄油方

【组　成】黄柏6克　丹皮炭　陈皮炭各3克　冰片1.5克　蛋黄油适量

【制用法】将前四味共碾细末，用蛋黄油调糊状，涂患部。每日3次。

【适应证】用于治疗湿疹。

4. 黄连蛋清方

【组　成】黄连12克　鸡蛋清适量

【制用法】黄连研细末，调鸡蛋清敷患处。

【适应证】用于治疗湿疹。

5. 蛋黄油轻粉外涂方

【组　成】蛋黄油适量　轻粉少许

【制用法】蛋黄油调轻扮涂患处。每日4~5次。一般3~6天可愈。

【适应证】治疗湿疹。

6. 柏倍黛鸡蛋黄外用方

【组　成】黄柏12克　五倍子12克　青黛3克　鸡蛋黄适量

【制用法】将前三味共研细末，鸡蛋黄调和，敷患处。（注：皮肤破损时，先将纱布垫于破损皮肤上，然后敷药物）

【适应证】用于治疗湿疹。

十、荨麻疹

荨麻疹是皮肤黏膜血管扩张，通透性增加而产生的一种瘙痒性、局限性、暂时性真皮或黏膜的水肿反应。瘾疹皮肤出现鲜红色或苍白色风团，时隐时现，与荨麻疹相似。中医文献早有记载，如《素问·四时刺逆从论》说："少阴有余，病皮痹瘾疹。"《诸病源候论·风瘙身体瘾疹候》指出："邪气客于皮肤，复逢风寒相折，则起风瘙瘾疹。"本病可发生于任何年龄，男女皆可患病。

辨证分型：

①风寒证：皮疹色白，遇冷或风吹则加剧，得热则减轻，多冬季发病，苔薄白或薄白而腻，脉迟或濡缓。

②风热证：皮疹色赤，遇热则加剧，得冷则减轻，多夏季发病，苔薄黄，脉浮数。

③肠胃实热证：发疹时可伴有脘腹疼痛、神疲纳呆、大便秘结或泄泻，甚则恶心呕吐，苔黄腻，脉滑数，部分患者有肠寄生虫。

④气血两虚证：风疹块反复发作，延续数月或数年，劳累后则发作加剧，神疲乏力，苔薄舌质淡，脉濡细。

⑤冲任不调证：常在月经前数天开始出现风团，往往随着月经的干净而消失，但在下次月经来潮时又发作，常伴有痛经或月经不调。

醋　方

1. 醋姜红糖方

【组　成】醋200毫升　红糖60克　生姜30克（切细）

【制用法】将上三味共煎，沸5分钟，取汁。每次用20～30毫升加温开水和服，每日2～3次。

【适应证】用于治疗荨麻疹。

2. 醋酒方

【组　成】醋2份　白酒1份

【制用法】上二味混合，搽患处。

【适应证】用于治疗荨麻疹。

3. 醋木瓜生姜方

【组　成】醋100毫升　木瓜60克　生姜9克

【制用法】将上三味共入砂锅煎煮，醋干时，取出木瓜、生姜，分早晚2次食完。每日1剂，至愈为止。

【适应证】用于治疗风寒外袭型荨麻疹。

蛋　　方

鸡蛋壳方

【组　成】鸡蛋壳50克

【制用法】将鸡蛋壳烤干研细末，每次1克，每日3次，首次2克，口服。

【适应证】用于治疗荨麻疹。

十一、稻田性皮炎

醋　　方

密陀僧醋调方

【组　成】密陀僧60克　醋适量

【制用法】将密陀僧研细末，调醋成糊状。将患部洗净后擦之。

【适应证】用于治疗稻田性皮炎。

十二、脂溢性皮炎

脂溢性皮炎是一种慢性炎症性皮肤疾患，发病与体质、内分泌失调或细菌感染等有关。中医学的"白屑风"、"面游风"

与本病相类似。

醋　　方

醋甘油合剂

【组　成】醋5份　甘油1份

【制用法】将上二味混合，擦患部。

【适应证】用于治疗脂溢性皮炎。

十三、神经性皮炎

醋　　方

1. 陈醋外搽方

【组　成】陈醋适量

【制用法】陈醋搽患处，每日3次。

【适应证】用于治疗神经性皮炎。

2. 浓缩醋外擦方

【组　成】醋500毫升（瓶装陈醋为佳）。

【制用法】将醋熬至50毫升。患部用温开水洗净，擦之。每日早晚各一次。

【适应证】用于治疗神经性皮炎。

3. 蒜醋方

【组　成】大蒜瓣适量　醋适量

【制用法】将蒜捣烂用纱布包好后浸醋片刻，擦患处。每日2次。连用7天。

【适应证】用于治疗神经性皮炎。

4. 醋巴豆方

【组　成】醋　巴豆各适量

【制用法】醋倒入粗土碗内，用去壳的巴豆仁磨浆。患处先用1%的盐水或冷开水洗净揩干，再擦药。每周1次。（注

意：近眼处不宜擦）

【适应证】用于治疗神经性皮炎。

5. 陈醋苦参方

【组　成】陈醋 500 毫升　苦参 200 克

【制用法】苦参醋浸 5 天。先将患处用温水洗净，抓搔，然后擦药。每日早晚各一次。

【适应证】用于治疗神经性皮炎。

醋　蛋　方

外用醋蛋液

【组　成】新鲜鸡蛋 3~5 个　好浓醋适量

【制用法】将鸡蛋放入大口瓶内，泡入好浓醋，以浸没鸡蛋为度，密封瓶口，静置 10~14 天后，取出蛋打开，将蛋清蛋黄搅和，涂患处皮肤上，经 3~5 分钟，稍干再涂 1 次，每时 2 次。如涂药期间皮肤发生刺激现象时，减少涂药次数。

【适应证】用于治疗神经性皮炎。

十四、银　屑　病

银屑病俗称牛皮癣，是一种以红斑鳞屑为特征的慢性易于复发的皮肤病。属于中医学"白疕"、"松皮癣"、"干癣"等病证范畴。本病因状如牛领之皮，厚而且坚，故命名为"牛皮癣"。好发于颈项部，又称为"摄领疮"，《诸病源候论·摄领疮候》中说："摄领疮，如癣之类，生于领上痒痛，衣领拂着即剧。云是衣领揩所作，故名摄领疮也。"明代《外科正宗》说："牛皮癣如牛项之皮，顽硬且坚，抓之如朽木。"本病好发于青年。

临床辨证分型：

①风湿热证：局部除有成片血丘疹肥厚外，并伴有部分皮损潮红、糜烂、湿润和血痂，苔薄黄或黄腻，脉濡数。

②血虚风燥证：病程较长，局部干燥、肥厚、脱屑状如牛

领之皮，苔薄，脉濡细。

醋　　方

1. 牛皮癣醋调方

【组　成】地胆7个　透骨草　艾叶　防风各15克　醋适量

【制用法】将前四味共研细末，调醋成糊状，敷患处。每日2次，干后即换。

【适应证】用于治疗牛皮癣。

2. 酽醋涂搽方

【组　成】酽醋适量

【制用法】酽醋涂搽患处。每日3～4次。

【适应证】用于治疗牛皮癣。

3. 陈醋荸荠方

【组　成】陈醋90毫升　荸荠15只

【制用法】荸荠去皮、切片浸醋，文火熬煎（忌用铜、铁锅）约10余分钟，等荸荠吸醋变硬时，将其捣成糊状，装瓶密封。将药摊在纱布上，贴患处，盖严扎好。每日1次。（注：若敷药后患部有发痒、微痛等反应，为有效表现）

【适应证】用于治疗牛皮癣。

4. 斑蝥甘遂醋方

【组　成】斑蝥1个　甘遂5克　醋适量

【制用法】将前二味共研成细面，用醋调和，日擦数次。

【适应证】用于治疗牛皮癣。

蛋　　方

1. 加味蛋黄牛皮癣方

【组　成】朱砂1克　冰片1克　黄丹5克　轻粉10克枯矾5克　黄柏5克　蛋黄适量

【制用法】将前六味共研粉，鸡蛋黄调匀，擦患处。

【适应证】用于治疗牛皮癣。

2. 硫黄花椒蛋黄方

【组　成】硫黄10克　花椒10克　鸡蛋数枚

【制用法】鸡蛋开一小孔，去蛋清，将上二味药装入，和蛋黄搅匀，用文火焙干后，研粉末，用食油调敷。

【适应证】用于治疗牛皮癣。

醋　蛋　方

蛋黄油木鳖醋方

【组　成】鸡蛋黄2个　木鳖子5个　醋适量

【制用法】将鸡蛋黄熬油，木鳖子去皮，用醋磨汁。先将患处用温开水洗透，再涂药，1日2次，连用7天。

【适应证】用于治疗牛皮癣。

十五、带状疱疹

带状疱疹是由带状疱疹病毒所引起的一种炎症性皮肤病。中医称"缠腰火丹"、"蛇串疮"等，俗称"蜘蛛疮。"本病多发于春秋季节，以成年患者为多。其特点是：常突然发生，集簇性水疱排列成带状，沿一侧周围神经分布区出现，伴有刺痛和簪核肿大。一般病人康复后不再复发，极少数患者有时可以再次发病。

醋　方

1. 雄黄醋方

【组　成】雄黄　醋各适量

【制用法】雄黄，调醋成糊状，敷患处。

【适应证】用于治疗带状疱疹。

2. 蚤休磨醋方

【组　成】蚤休　醋各适量

【制用法】蚤休磨醋,搽患处。

【适应证】用于治疗带状疱疹。

3. 海螵蛸醋方

【组　成】海螵蛸　醋各适量

【制用法】将海螵蛸研末,醋调敷。

【适应证】用于治疗带状疱疹。

蛋　　方

1. 蛇雄朱冰蛋清方

【组　成】蛇蜕1条　雄黄7.5克　朱砂5克　冰片1克
鸡蛋清适量

【制用法】将前四味共研为末,以鸡蛋清调匀敷患处。

【适应证】用于治疗带状疱疹。

2. 鸡蛋清杉树炭方

【组　成】鸡蛋清　杉树炭各适量

【制用法】将杉树炭捣碎,调鸡蛋清抹患处。

【适应证】用于治疗带状疱疹。

十六、过敏性皮炎

蛋　　方

鸡蛋壳粉方

【组　成】鸡蛋壳50克

【制用法】将鸡蛋壳研细末,每日3次,每次2克,温开
水送服。

【适应证】用于治疗过敏性皮炎。

十七、头　虱

醋　方

醋水外洗方

【组　成】水　醋各适量

【制用法】水中加醋洗头，数次即可消除。

【适应证】用于治疗头虱。

十八、粉　刺

颜面、胸、背等处生丘疹如刺，可挤出白色碎米样粉汁，故名粉刺。《诸病源候论》说："面疮者，谓面上有风热气生疮，头如米大，亦如谷大，白色者是。"本病好发于青春期男女，成年后的男子，也可发病。

临床辨证分型：

①肺经风热证：表现为颜面潮红，粉刺焮热、疼痛，或有脓疱、苔薄黄、舌红、脉细数等症状。

②肠胃湿热证：皮疹红肿疼痛，伴有便秘、溲赤、纳呆腹胀、苔黄腻、脉滑数等症状。

③脾失健运证：皮疹色红不鲜，反复发作，或结成囊肿，或伴有纳呆、便溏、乏力、苔薄自、脉濡滑等症状。

醋　方

皂角刺醋方

【组　成】嫩皂角刺30克　醋100毫升

【制用法】将上二味浓煎，去渣，搽患处，每日2~3次。

【适应证】用于治疗粉刺脓疱。

十九、斑　秃

斑秃是一种常见的局限性脱发而无其他异常的疾病，病因尚未明了。中医学称之为"鬼剃头"、"油风"。《外科正宗》说："油风乃血虚不能随气荣养肌肤，故毛发根空，脱落成片，皮肤光亮，痒如虫行，此皆风热乘虚攻治而然。"可发于任何年龄，常在过度劳累、睡眠不足或受到刺激后发生。

临床辨证分型：

①血虚风燥证：脱发时间较短，轻度瘙痒，伴有头昏、失眠、苔薄、脉细数等症状。

②气滞血瘀证：病程较长或伴有头痛、胸胁疼痛，病变处或有外伤血肿史，夜难安眠，或舌有瘀斑，脉象沉细。

③肝肾不足证：病程日久，甚至全秃或普秃，多伴有头昏、耳鸣、失眠、目眩、苔剥舌淡、脉细等症状。

醋　　方

1. 醋水方

【组　成】醋 130 毫升　水 200 毫升

【制用法】醋加热水，趁热洗头。每日 1 次。宜常洗。

【适应证】用于治疗脱发。

2. 毛姜醋方

【组　成】毛姜　醋各适量

【制用法】用毛姜蘸醋磨汁，频搽患处。

【适应证】用于治疗斑秃。

3. 醋墨方

【组　成】醋 50 毫升　墨 1 锭

【制用法】用醋磨墨呈稀糊状，搽患处。每日 3 次。有奇效。

【适应证】用于治疗斑秃。

4. 醋浸车前草炭方

【组　成】车前草 50 克　米醋适量

【制用法】将车前草焙成炭，浸入米醋，1 周后，用该药外涂患处，每日 2 ~ 3 次。

【适应证】用于治疗斑秃。

蛋　　方

1. 何首乌鸡蛋方

【组　成】何首乌 100 克　鸡蛋 2 枚

【制用法】上二味加水同煮，蛋熟去壳加调料，再煮片刻。吃蛋喝汤。每日 1 服。

【适应证】用于治疗脱发。

2. 麝香冰片蛋黄油方

【组　成】麝香 0.5 克　冰片 1.5 克　蛋黄油适量

【制用法】将前二味研粉，和蛋黄油调匀，用绒布蘸之，薄涂脱发处。每日 3 ~ 4 次。同时每日早晚服生发丸 20 克。

【适应证】用于治疗脱发。

附：生发丸制法：女贞子 50 克　桑椹 25 克　菟丝子 15克　旱莲草 20 克　生地 25 克　泽泻 20 克　粉丹 20 克　何首乌 50 克　党参 15 克　当归 20 克　枣皮 15 克　茯神 20 克骨碎补 15 克　山药 20 克　甘草 20 克　共研细末，炼蜜为丸，如梧桐子大。

3. 洗发液鸡蛋方

【组　成】洗发液适量　鸡蛋适量

【制用法】在洗发液中加少量鸡蛋清，轻轻按摩头发。洗净后，以蛋黄调入少量醋，慢慢摩擦头发，用毛巾包 1 小时后再用清水冲洗干净。

【适应证】用于美发。对干性和发质较硬者尤为适宜。

二十、白　发

醋　　方

醋黑豆方

【组　成】醋 500 毫升　黑豆 12 克

【制用法】上二味共煮成稀糊状，过滤后，以牙刷蘸药液刷头发。每日 2 次。

【适应证】用于治疗白发。

蛋　　方

首乌煮鸡蛋方

【组　成】何首乌 100 克　鸡蛋 2 枚

【制用法】上二味加水同煮，蛋熟去壳加调料，再煮片刻。吃蛋喝汤。每日 1 服。

【适应证】治疗白发。

二十一、脓 疱 疮

脓疱疮是常见的化脓性皮肤病。多发于夏秋季节。因其皮损主要表现为脓疱，有传染性，常在托儿所、幼儿园、家庭中传播流行，所以中医称为"天疱疮"。如《外科大成》说："天疱疮者，初起白色燎浆水疱，小如芡实，大如棋子，延及遍身，疼痛难忍，由肺受暑热，秽气伏结而成。"又称"黄水疮"、"滴脓疮"。如《洞天奥旨》说："黄水疮又名滴脓疮，言其脓水流到之处，即便生疮，故名之。"并很早就认识到该病有传染性，如《疮疡经验全书》说："此疮之发……合家相染。"临床辨证分为湿热证和脾虚证两个类型，以湿热证为多见。

蛋 方

1. 蛋清槐子香油方

【组 成】蛋清 3 个 槐子 90 克 香油适量

【制用法】将蛋清、槐子拌和，炒干研末，用香油调匀，涂患处。

【适应证】用于治疗脓疱疮（黄水疮）。

2. 柏丹陈冰蛋黄油方

【组 成】黄柏 6 克 丹皮炭 陈皮炭各 3 克 冰片 1.5 克 蛋黄油适量

【制用法】将前四药共研细末，用蛋黄油调成糊状，搽患处。每日 3 次。

【适应证】用于治疗脓疱疮。

二十二、其 他

狐 臭

醋 方

1. 陈醋调石灰方

【组 成】陈醋 石灰各适量

【制用法】陈醋调石灰粉。先洗净患处，拭干后涂之。每日 2 次。

【适应证】用于治疗狐臭。

2. 醋茴香粉方

【组 成】醋 50 毫升 茴香粉 5 克

【制用法】将上二味调匀，擦腋部。每日 2 次。

【适应证】用于治疗狐臭。

汗脚　脚臭

醋　　方

1. 百雄苦醋方

【组　成】百部 200 克　雄黄 50 克　苦参 10 克　醋 1500 毫升

【制用法】将前三味放入醋中浸 2 日。晚上洗脚后，在药液中浸半小时，自干后就寝。用原液连浸 1 周。

【适应证】用于治疗汗脚。本方对烂脚丫、趾端刺痒均有效。

2. 陈醋苦参花椒方

【组　成】陈醋 50 毫升　苦参 30 克　花椒 20 克

【制用法】将三味药，放入热水中洗脚。每晚临睡前洗 1 次。

【适应证】用于治疗汗脚。（注：洗脚时，水温以 4℃ ~ 45℃为宜。水量以淹过踝部为好。双脚放入热水中泡 10 分钟，再用双手在脚趾及脚心处揉搓 2 ~ 3 分钟）

3. 脚臭外洗方

【组　成】醋 15 ~ 20 毫升　水适量

【制用法】在温水中加醋 15 ~ 20 毫升，搅匀，两脚浸 10 ~ 15 分钟，或洗涤脚部。每日 2 次（晚上睡前 1 次）。连用 7 ~ 10 天，脚臭可望消除。

【适应证】用于治疗脚臭。

第十三章　妇科疾病

一、月经不调

凡是月经的周期或经量出现异常者，称为月经不调。若经来或前或后，或多或少，或一月二三至，或数月一至，皆为月经不调。所以月经不调有以月经周期改变为主的月经先期、后期、先后无定期、经期延长，和以经量改变为主的月经过多、过少等。

月经周期提前七天以上，甚至一月两潮者，称为月经先期，亦称月经超前。主要是血热迫血妄行，或气虚不能固摄冲任所致。

月经周期延后七天以上，甚至每隔四五十天一至者，称为月经后期，亦称月经错后。常见有血寒、血虚、气滞几型。

月经不按周期来潮，或先或后，称为经行先后无定期。又称月经愆期。主要是肝郁、肾虚之气血不调，冲任功能紊乱，血海蓄溢失常所致。

月经周期基本正常，行经时间延长七天以上，甚至淋漓不净达半月之久，称为经期延长，亦称月水不断。多因气虚或血热引起。

月经周期正常，而经量明显超过正常月经者，称月经过多。多由气虚、血热引起。

月经周期基本正常，而经量明显减少，或行经时间缩短，甚或点滴即净，称为月经过少。临床常见有血虚、肾虚、血瘀三种证型。

大概气虚证见月经量或多或少，色淡质薄，清稀如水，面色㿠白，心悸怔忡，气短懒言，肢软无力，治以补气摄血或益血。血虚证见经期延后或量少，色淡质清稀，头晕眼花或心悸少寐，面色苍白或姜黄，治以补血益气。气滞证见月经延后或先后无定期，量少色黯有块，胸胁乳房作胀，小腹胀甚而痛，郁郁不乐，治以开郁行气。血热证见月经不调，经来量多，色深红或紫红，质稠有小血块，心烦口渴，尿黄便结，治以清热凉血。肾虚以腰膝酸软，足跟痛，头晕耳鸣为主，治以滋补肝肾。血瘀经来有块，腹痛拒按，治以活血化瘀。血寒以小腹泛痛，得热则减，畏寒肢冷为主，治以温行散寒。

醋　　方

1. 米醋地榆饮

【组　成】米醋50克　地榆30克

【制用法】将地榆与醋同煎，分2次服，早晚各1次，1日1剂。

【适应证】用于血热阴道大量流血或淋漓不断，血色深红，口干喜饮，烦躁不安。

2. 醋豆腐止血方

【组　成】好醋150克　豆腐250克

【制用法】将上二味同煮，每次饭前服，忌食辛辣刺激食物。

【适应证】同上方。

3. 醋艾香附散

【组　成】香附250克　艾叶125克　醋适量

【制用法】前二味洗净，用醋炒黄，研为细末，每次9克，1日3次，以醋冲服。

【适应证】用于气郁月经期延后，量少色暗红有块，小腹及胸胁乳房胀闷不舒，时有叹息。

4. 醋浸贯众散

【组　成】鲜贯众150克　米醋适量

【制用法】将鲜贯众去毛、根须，清水洗净，用适量米醋浸 12 小时，至米醋吸透为度，阴干，焙焦研末。每服 6 克，早晚各 1 次，空腹米汤送服。

【适应证】用于血热月经量多，淋漓不断，久治不愈者。

5. 醋香附丸

【组　成】香附 250 克　醋适量

【制用法】香附研为细末，用醋调为丸，每服 9 克，空腹时服用，烧酒送下。

【适应证】用于月经周期不定，经量或多或少，经行不畅，或有胸胁、乳房、少腹胀痛，或用于经期过后，小腹胀痛。

6. 醋水榆炭饮

【组　成】米醋　水各 90 克　地榆炭 30 克

【制用法】将地榆炭、米醋、水同煎煮服，每日 2 次，每次服 1 剂。

【适应证】适用于月经过多，经色鲜红或淡红。

蛋　方

1. 龙眼肉蛋汤

【组　成】龙眼肉 50 克　鸡蛋 1 枚

【制用法】先煮龙眼肉 15 分钟后，打入鸡蛋，煮至蛋熟。喝汤食龙眼肉和蛋花，每日 1 次。

【适应证】治疗气血不足之月经不调，错后、提前或先后不定。

2. 木耳蛋枣汤

【组　成】木耳 20 克　大枣 20 枚　鸡蛋 1 枚　红糖少许

【制用法】将前三味加水同煮，蛋熟去壳再煮，加入红糖待溶化，作 1 次食用，日 2 次。

【适应证】治疗月经不调属脾肾两虚者。

3. 坤草菜蛋方

【组　成】芹菜 250 克　益母草嫩叶 50 克　鸡蛋 10 枚

油　盐各少许

【制用法】将前三味加水同煮，加入油、盐调料，吃蛋喝汤。每天吃两个鸡蛋，连服 5 天，夏天可按上方比例缩小使用，1 日 1 次。

【适应证】治疗血热夹瘀之月经不调。

4. 马齿苋蛋方

【组　成】马齿苋 250 克　鸡蛋 2 枚

【制用法】将马齿苋捣烂取汁。鸡蛋去壳，加水适量煮熟，加入马齿苋汁，1 日分 2 次服。

【适应证】治疗血热之月经不调。

5. 红糖鸡蛋方

【组　成】红糖 100 克　鸡蛋 2 枚

【制用法】上二味水煎。于月经干净后服食。

【适应证】治疗血虚月经不调。

6. 四味调经方

【组　成】聚花过路黄（鲜全草）100 克　鲜鸡蛋 2 枚猪油　米酒各少许

【制用法】先把猪油炒热，打入鸡蛋炒熟，再将聚花过路黄加水煎 20 分钟去渣，然后加入炒好的鸡蛋和米酒。于月经来前两天，每日早上空腹服食。连服 3 天。

【适应证】治疗血瘀型月经不调。

7. 鸡蛋黑豆汤

【组　成】黑豆 60 克　鸡蛋 2 枚　米酒 120 毫升

【制用法】将前二味同煮，蛋熟去壳再煮，豆熟时加入米酒，吃豆、蛋，喝汤。

【适应证】治疗肾虚血瘀型月经不调和痛经。

8. 鸡蛋叶根方

【组　成】鲜蔷薇根 60 克（干品 30 克）　七叶莲 9 克鸡蛋 2 枚　清水 3 碗

【制用法】前三味加清水煎煮至 1 碗，去渣，鸡蛋去壳再煮，亦可加入少量米酒。在月经来潮前 1 ~ 2 天开始服，每日 1 剂，连服 2 ~ 4 天。

【适应证】治疗血瘀型月经不调和痛经，

9. 鸡冠花蛋方

【组　成】白鸡冠花 15 ~ 30 克　鸡蛋 1 枚

【制用法】将白鸡冠花加清水 2 碗煎至 1 碗，去渣，将鸡蛋去壳打烂加入汤中煮熟。每日 1 次，连服 3 ~ 4 天。

【适应证】治疗气虚型月经不调。

10. 鸡蛋川芎方

【组　成】鸡蛋 2 枚　川芎 9 克

【制用法】上二味加水同煮，蛋熟去壳，再煮片刻，吃蛋喝汤。日 1 次，经前连服 3 天。

【适应证】治疗气滞血瘀型月经不调和痛经。

11. 鸡蛋二草方

【组　成】透骨草（鲜全草）50 克　铜锤玉带草 30 克鸡蛋 2 枚　油　盐各少许

【制用法】将前三味同煮熟，加油、盐调味。吃蛋喝汤。每日 1 剂，连服 5 天。

【适应证】治疗月经先后不调者。

12. 蛋酒姜糖方

【组　成】鸡仔蛋（孵不出鸡的蛋）2 只　生姜 25 克　酒 200 毫升　白糖适量

【制用法】鸡蛋去壳和姜、酒同煮熟，加白糖调服。

【适应证】治疗血寒型月经不调。

13. 当归蛋糖汤

【组　成】当归 15 克　鸡蛋 2 枚　红糖 50 克

【制用法】将当归煎水，放入去壳鸡蛋煮至熟，加入红糖。每次月经后食 1 次。

【适应证】治疗血虚型月经不调。

14. 鸡蛋菜花方

【组　成】红背菜50克　韭菜根25克　月季花15克　心叶紫金牛（全珠）25克　鸡蛋2枚　油　盐各少许

【制用法】前四味加适量水煎汁，加鸡蛋煮熟，加油、盐调味。每晚临睡前吃蛋喝汤。每日1剂，连服5日。

【适应证】治疗气血不调之月经不调症。亦治痛经。

醋　蛋　方

醋蛋艾叶方

【组　成】醋　艾叶各15克　鸡蛋黄2个

【制用法】将艾叶醋炒煎汤，饭前冲蛋黄2个服食，每天2次。

【适应证】用于虚寒性月经延后，经量少。

二、痛　　经

妇女在行经前后，或正值行经期间，小腹及腰部疼痛，甚至剧痛难忍，常可伴有面色苍白，头面冷汗淋漓，手足厥冷，泛恶呕吐等证，并随着月经周期发作，称为痛经，亦称行经腹痛。本病可发生于子宫发育不良，或子宫过于前屈和后倾，子宫颈管狭窄，或子宫内膜呈片状排出（膜样痛经），或盆腔炎、子宫内膜异位症等疾病。气滞血瘀，症见经前或行经腹痛，血色紫黯，有块，块下则痛减，胸胁乳房作胀，治以理气活血止痛；寒湿凝滞，症见经前或经期小腹冷痛，得热则舒，畏寒便溏，治以温经散寒利湿；气血虚弱，症见经期或经净后，小腹绵绵作痛，按之则减，经色淡质清稀，面色苍白，精神倦怠，治以益气养血；肝肾亏损，症见经后小腹隐痛，经少色淡，腰膝酸楚，头晕耳鸣，治以调补肝肾。患者可根据具体病情选用下列便方。

醋　方

1. 醋香附艾汤

【组　成】香附　艾叶各15克　醋适量

【制用法】先将香附和醋拌匀炒至醋尽发黄，再与艾叶加水煎汤，去渣取汁，加醋1匙，再煮两沸。每日1剂，分2次温服，早晚各1次。

【适应证】用于气滞血瘀而致痛经。症见行经腹痛，经量少，经色紫暗有块，经净痛消。

2. 醋大黄散

【组　成】醋500毫升　大黄500克

【制用法】将大黄炒焦时洒醋，焙松研粉。月经来前10天服，每日3次，每次10克。

【适应证】用于瘀血阻滞，经行不畅，小腹疼痛，经量少，经色紫暗有块。

3. 四味止痛散

【组　成】米醋20克　玄胡15克　甲珠10克　米酒30克

【制用法】将玄胡入锅中炒热后加入米醋，炒至醋干。将玄胡、甲珠研末，入砂锅内文火炒，边炒边入酒少许，反复几次，至酒完为止。开水冲服，每次5克，每日2次。

【适应证】用于气滞血瘀，经前或经期小腹疼痛，月经淋漓不断，血色紫黑夹块，胸胁作胀。

4. 醋糖益母汤

【组　成】红糖30克　米醋15克　益母草15克　砂仁10克

【制用法】上四味入清水适量同煎，去渣取汁，分2次服，1日1剂。

【适应证】用于气滞血瘀型痛经。

5. 醋香附元胡散

【组　成】元胡 10 克　香附 6 克　醋适量

【制用法】将前二味和醋拌匀炒至醋尽，共为细末，一次黄酒送服。

【适应证】用于气滞血瘀，经前或经期小腹疼痛，拒按，或伴胸胁乳房作胀。

6. 归芍元胡醋糖饮

【组　成】当归 10 克　白芍 15 克　元胡 9 克　醋　红糖各适量

【制用法】先将元胡研末用醋炒，然后与以上几味药同煎服。每日服 1 剂，每剂药煎 2 次，早晚各服 1 次。

【适应证】用于瘀血阻滞，经前或经期小腹疼痛者。

7. 痛经五味醋熨方

【组　成】当归 12 克　延胡索 20 克　红花 10 克　胡椒 6 克　蚕砂 6 克　醋适量

【制用法】以上各药用醋炒热，装布袋中热敷痛处。

【适应证】用于瘀血阻滞之痛经。

8. 痛经盐醋外熨方

【组　成】粗盐或粗沙 250 克　陈醋 50 毫升

【制用法】将粗盐或粗沙爆炒，陈醋慢慢洒入，边洒边炒，洒完后再炒片刻，装入布袋。熨下腰和腰骶部。

【适应证】用于经期小腹痛及腰痛者。

蛋　　方

1. 鸡蛋姜艾方

【组　成】生姜 15 克　艾叶 10 克　鸡蛋 2 只

【制用法】将艾叶、生姜与带壳鸡蛋放入适量水中煮熟后，去壳取蛋，放入再煮，煮好后饮汁吃蛋。

【适应证】适用于下焦虚寒，行经腹痛，得热则疼减，月经失调，月经量少色淡。

2. 鸡蛋归姜汤

【组　成】鸡蛋1只　干姜5克　当归10克　红枣10克
陈皮3克　酒酿30克　白糖适量

【制用法】先将红枣煮烂去核。鸡蛋打散后放入酒酿。将
当归、干姜、陈皮加水煮沸20分钟，去渣，再煮沸，趁热冲
入鸡蛋碗中，放入红枣、白糖拌和，在月经前1~2天服用，
每天2次。

【适应证】用于气血虚弱，经期或经后小腹隐痛，喜
揉按。

3. 鸡蛋坤草方

【组　成】坤草（益母草）60克　鸡蛋2枚

【制用法】上二味加水同煮，至蛋熟即成。分2次温服，
日2次。

【适应证】治疗气滞血瘀型痛经、月经不调、崩漏、产后
恶露不止者皆有效验。

4. 黑豆酒蛋方

【组　成】黑豆60克　米酒120毫升　鸡蛋2枚

【制用法】将黑豆、鸡蛋同煮，蛋熟后去壳再煮，煮至豆
熟兑入米酒。豆、蛋、汤同服。

【适应证】治疗肝肾亏虚之痛经。症见精神疲惫，腰膝酸
困，或月经不调者。

5. 鸡蛋芎酒方

【组　成】川芎5克　黄酒20毫升　鸡蛋2枚

【制用法】将川芎和鸡蛋两味同煮，蛋熟后去渣及蛋壳调
入黄酒，汤蛋同服。每日1剂，连服1周。

【适应证】治疗经期或经后小腹绵绵作痛，经色淡红而量
少的虚寒证。

6. 鸡蛋芪姜方

【组　成】黄芪20克　生姜15克　鸡蛋2枚

【制用法】上三味同煮至蛋熟。从月经前3日开始服，连服1周，每日1剂。

【适应证】用于治疗气血虚弱，而又感受寒邪所引起的痛经。

7. 蛋酒蛇莓方

【组　成】鸡蛋2枚　蛇莓100克　米酒2匙

【制用法】鸡蛋煮熟，去壳，加蛇莓煮沸半小时，兑入米酒。食蛋喝汤，1日分2次服。

【适应证】治疗痛经属虚寒引起者。

8. 连钱草蛋方

【组　成】鲜连钱草（透骨消）100克　鲜鸡蛋2枚

【制用法】将鲜连钱草洗净切碎，与鲜鸡蛋打碎搅匀，加调料，隔水蒸熟。吃蛋喝汤。每日1剂，连服7日。

【适应证】治疗痛经。

9. 鲜香花菜蛋汤

【组　成】鲜香花菜30~60克　鸡蛋1枚

【制用法】鲜香花菜加清水2碗煎至1碗去渣，打入鸡蛋煮熟，调味服食。

【适应证】治疗经来腹痛者。

三、闭　经

女子年逾18岁，月经尚未来潮，或曾来而又中断，达3个月以上者，称为闭经。现代医学称前者为原发性闭经，后者称为继发性闭经。妊娠期、哺乳期、绝经期以后的停经，均属生理现象，不属闭经范畴。其他先天性疾病如先天性无子宫、无卵巢、无阴道或处女膜闭锁等器质性病变所致的闭经，非属药物治疗范围。临床分型：肝肾不足，精血两亏，头晕耳鸣，腰膝酸软，五心烦热，潮热盗汗，两颧潮红，治以滋补肝肾，养血调经；气血虚弱，胞失所养之经闭，面色苍白或萎黄，头晕目眩，心悸怔忡，气短懒言，神倦肢软，治以益气扶脾，养血调经；气滞血瘀，经血不得下行之经闭，精神抑郁，烦躁易怒，胸胁少腹胀痛，腹痛拒按，治以理气行滞，活血化瘀；痰湿阻滞，冲任不通之停经，形体肥胖，胸胁满闷，呕恶痰多，神疲倦怠，带多色白，治以燥湿祛痰，活血通经。患者可根据下列便方选用。

蛋　方

1. 鸡血藤蛋方

【组　成】鸡血藤 30 克　白砂糖 20 克　鸡蛋 2 枚

【制用法】把鸡血藤、鸡蛋二味加水同煮至蛋熟，去渣及蛋壳，放入白砂糖，糖溶化即成，每剂 1 次服完。

【适应证】治疗气血亏虚所致的月经不调、经闭不行。

2. 鸡蛋姜黄方

【组　成】鲜姜黄 21 克　黄酒 50 毫升　鸡蛋 2 枚

【制用法】先把鸡蛋煮熟去壳，再入姜黄同煮 20 分钟即成。去汤，用黄酒送服鸡蛋。每日 1 次，服 4～5 日。

【适应证】用于寒凝经闭，或气血瘀滞之经闭者。

3. 丁香黄蛋方

【组　成】鸡蛋 1 枚　丁香　硫黄各 1 克

【制用法】将后二味共为细末，放入鸡蛋中，湿纸封口煮熟，空腹时米酒 10 毫升送服。如月经仍不行，可连服 2～3次，每日 1 次。

【适应证】用于肾阳不足所引起的经闭证。

4. 鸡蛋益母汤

【组　成】鸡蛋 2 枚　益母草 30 克

【制用法】上二味加水同煮，蛋熟后去壳，加红糖，复煮片刻。吃蛋喝汤。

【适应证】治疗血瘀闭经和产后出血，恶露不尽。

5. 鸡蛋当归方

【组　成】鸡蛋 2 枚　当归 15 克

【制用法】鸡蛋煮熟去壳，用针刺 10 多个小孔，加水 3 碗，同当归煮至 1 碗。吃蛋喝汤，每日 1 剂，分 2 次服，连服数日。

【适应证】治疗血虚气滞型闭经。

6. 鸡蛋川芎方

【组　成】鸡蛋 2 枚　川芎 8 克

【制用法】上二味加水同煮，蛋熟去壳再煮片刻。吃蛋喝汤。

【适应证】治疗血瘀经闭。

7. 玫瑰花蛋方

【组　成】干玫瑰花瓣 6 克　鸡蛋 2 枚

【制用法】将上二味加水同煮，蛋熟去壳再煮片刻，加适量白糖。喝汤吃蛋。

【适应证】气滞经闭，胸胁胀痛，性情急躁，小腹坠胀。

8. 鸡蛋艾姜方

【组　成】鸡蛋 2 枚　艾叶 12 克　生姜 15 克

【制用法】上三味加水 2 碗同煮，蛋熟去壳再煮，至大半碗时饮汁，同时吃蛋。

【适应证】治疗寒湿凝滞引起之闭经。

四、崩　漏

　　妇女不在行经期间，阴道大量出血，或持续下血，淋漓不断者，称为崩漏，亦称崩中漏下。一般以来势急，出血量多的称崩，出血量少或淋漓不净的为漏。两者常可互相转化。如血崩日久，气血大衰，可变成漏；久漏不止，病势日进，亦能成崩。崩漏是多种妇科疾病所表现的共有症状，如：功能性子宫出血，女性生殖器炎症、肿瘤等所出现的阴道出血，都属崩漏范围。崩漏的治疗原则为先止血、再审因、后固本。临床上可分为四型：如血热之阴道突然大量下血，或淋漓日久，血色深红，口干喜饮，头晕面赤，烦躁不寐，治以凉血止血；血瘀除出血外，主要有经血夹有瘀块，小腹疼痛拒按，瘀块排出后则疼痛减轻，治以活血行瘀；脾虚除下血外，主要有经色淡薄，面色㿠白或虚浮，身体倦怠，四肢不温，气短懒言，纳呆便溏，治以益气健脾，养血止血；肾虚分阴虚、阳虚，阴虚者五心烦热，腰膝酸软，治以滋肾固阴，阳虚则神疲畏寒，治以温肾止血。

醋　方

1. 醋艾牡蛎丸

【组　成】牡蛎　醋　艾叶各适量

【制用法】将牡蛎煅研，调醋捏成团，再煅，研末。以醋调艾叶末熬膏，和牡蛎末为丸如梧子大。每次 40～50 丸，以醋送服。

【适应证】治疗崩漏下血。

2. 米醋黄芩方

【组　成】好米醋适量　黄芩 100 克

【制用法】取黄芩切段，用米醋浸没 24 小时，晾干，再入醋浸，如此 3 次，晾干，研细末，水泛为丸，如梧桐子大。每日 1 次，每服 10 丸。

【适应证】治疗老年妇女经本断绝一年以上，忽又复行，甚至过多不止。

3. 醋芥椿皮煎

【组　成】醋 30 毫升　荆芥　椿树皮各 5 克

【制用法】后二味研末，加醋和水煎服。

【适应证】治疗妇女下血如崩。亦治血痢。

蛋　方

1. 鸡蛋草霜方

【组　成】鸡蛋 3 枚　百草霜 10 克

【制用法】将鸡蛋去壳打碎与百草霜调匀，干炒熟即成，顿服。

【适应证】治疗崩漏下血。

2. 卷柏菜蛋方

【组　成】鲜卷柏 30 克　鲜芹菜 30 克　鸡蛋 2 枚

【制用法】先将鸡蛋煮熟去壳，再与卷柏、芹菜二味同煮 10 分钟，去渣吃蛋喝汤。每日 1 剂，连服 2～3 日。

【适应证】治疗血热有瘀之崩漏。

3. 鸡蛋龙骨方

【组　成】鸡蛋 6 枚　龙骨 10 克

【制用法】将龙骨研末，分作六份，每个鸡蛋内放 1 份，面粉糊口蒸熟。每日早晨空腹服 1 枚，连服 6 枚。

【适应证】用于治疗崩漏日久，淋沥不断。

4. 血瘀崩漏方

【组　成】鸡蛋 2 枚　益母草 30～60 克　红糖适量

【制用法】前二味加水同煮。蛋熟去壳加红糖再煮片刻，吃蛋喝汤。

【适应证】治疗因血瘀所致崩漏。

5. 鸡蛋艾叶方

【组　成】鸡蛋 2 枚　艾叶 10 克

【制用法】上二味放砂锅内同煮，蛋熟去壳再煮片刻服食。

【适应证】治疗崩漏下血属虚寒者。

6. 鸡蛋耳枣方

【组　成】木耳 20 克　大枣 20 枚　鸡蛋 1 枚　红糖少许

【制用法】前三味加水同煮，蛋熟去壳再煮，加入红糖。一次服用。常服有效。

【适应证】治疗血虚肾亏经水淋沥不断。

7. 鸡蛋艾炭方

【组　成】鸡蛋3枚　艾灰15克

【制用法】将上二味放砂锅内加水3大碗同煮，蛋熟去壳再煮至1碗。食蛋喝汤。轻者每日1次，重者早晚各1次。

【适应证】治疗崩漏证。

8. 白鸡冠花蛋方

【组　成】白鸡冠花30克　鸡蛋2枚

【制用法】将鸡冠花加水煎汤，鸡蛋去壳后入沸汤煮熟，食用。

【适应证】治疗血热崩漏证。

9. 鸡蛋阿胶方

【组　成】鸡蛋黄4个　阿胶40克　米酒或黄酒500毫升　盐适量

【制用法】将酒煮沸，放入阿胶溶化后加鸡蛋黄和盐搅匀，再煮数沸，冷却后贮入净器内。每日早晚各1次，每次50毫升温饮。

【适应证】治疗血虚崩漏。亦可治胎动不安和先兆流产。

10. 固崩止漏方

【组　成】鸡蛋1枚　藕汁100毫升　三七末3克　陈黄酒50毫升

【制用法】将蛋打散，与三七末、藕汁、陈黄酒调匀，隔水炖熟。食之。每日1~2次。

【适应证】治疗崩漏或夹瘀者。

11. 崩漏蛋菜方

【组　成】鸡蛋2枚　鲜卷柏30克（干品15克）　鲜芹菜30克

【制用法】先将鸡蛋煮熟去壳放瓦锅内，再入卷柏、芹菜，加清水浸过药面，煮熟后去渣，吃蛋喝汤。每日1剂，连服3剂。

【适应证】治疗崩漏下血。

12. 鸡蛋黄芪方

【组　成】鸡腹内未成熟之黄色小蛋2枚　大葱根　姜各50克　黄芪50克　麻油少许

【制用法】将前三味用麻油在锅内同炒，去葱、姜　加入黄芪煎煮，顿服。

【适应证】治疗血崩症。

五、带 下 病

带下即妇女阴道内流出的一种黏稠液体，如涕如唾，绵绵不断，通常称为白带。女子在发育成熟期，或经期前后，或妊娠初期，白带可相应增多，不作病论。如带下量多，或色、质、气味发生变化，或伴有全身症状者，即称"带下病"。

临床上常见有下列三型：①脾虚之带下色白或淡黄，质黏稠，无臭气，绵绵不断，面色㿠白或萎黄，四肢不温，神倦纳少，便溏足肿，治以健脾益气，升阳除湿；②肾虚之带下清稀，终日淋漓不断，腰酸如折，小腹冷感，小便频数清长，夜间尤甚，大便溏薄，治以温肾培元，固涩止带；③湿毒之带下量多，色黄绿如脓，或夹血液，或浑浊如米泔，有秽臭气，阴中瘙痒，或小腹痛，小便短赤，口苦咽干，治以清热解毒，除湿止带。患者可选用下列便方调治。

醋　　方

1. 醋药甲鱼汤

【组　成】甲鱼1只（约250～500克）　山药50克　米醋适量

【制用法】先用醋炒甲鱼，再与山药同放砂锅内煮汤，熟后服食甲鱼及汤。

【适应证】用于肾虚带下，白带清冷，量多，淋漓不断，小便清长，腰部酸痛。

2. 醋外洗方

【组　成】醋半碗

【制用法】将醋加水半碗，冲洗阴道，每日 1 次。之后用含 70% 的醋棉球塞入阴道。3 天为 1 疗程。

【适应证】适用于滴虫性阴道炎白带多阴痒者。

3. 醋韭菜籽丸

【组　成】醋　韭菜籽各适量　酒少许

【制用法】将醋煮韭菜籽，焙干研末，炼蜜为丸如赤豆大。每日 2 次，每次 30 粒，空腹用酒送服。连服 7~8 天。

【适应证】用于肾虚型白带证。

4. 醋羊胰脏汤

【组　成】羊胰脏 1 只　醋适量

【制用法】用醋洗净羊胰脏，加水煮熟空腹食之。

【适应证】治疗白带证。

5. 醋萝卜汁方

【组　成】醋　白萝卜汁适量

【制用法】用醋冲洗阴道，再用白萝卜汁擦洗及填塞阴道。一般 10 次为 1 疗程。

【适应证】治疗滴虫性阴道炎之白带证。

6. 盆腔炎方

【组　成】油菜籽 60 克　肉桂 60 克　醋　面粉各适量黄酒适量

【制用法】油菜籽、肉桂共焙干，研细末，用醋和面粉糊作丸，如龙眼肉大。每次 1 丸，每日 2 次，温黄酒送下。连服至愈为度。

【适应证】用于慢性盆腔炎白带多者。亦治产后恶露不下、血气刺痛。

7. 米醋艾叶煎

【组　成】米醋 1000 克　艾叶（炒）120 克　当归（切焙）30 克　炮干姜 30 克

【制用法】后三味捣末，先用一半入醋煎浓，再入余药末和为丸，如梧子大。每服 30 丸，空心温粥送下。

【适应证】治疗寒冷带下，亦治脐腹痛，或时下痢。

蛋　　方

1. 鸡蛋马齿苋方

【组　成】鸡蛋 3 枚　鲜马齿苋 60 克

【制用法】将上二味加水适量炖熟，温食之。每日 2 次。

【适应证】治疗白带证。

2. 扁豆苗蛋方

【组　成】扁豆苗 100 克　鸡蛋 3 枚

【制用法】将扁豆水煎去渣，打入鸡蛋，煮熟空腹食。

【适应证】治疗白带过多。

3. 鸡蛋荞麦丸

【组　成】鸡蛋 10 枚　荞麦粉 500 克　甘草末 60 克

【制用法】将荞麦粉炒至金黄色，鸡蛋去黄取清，加甘草末和温水调研为丸，晒干。每日早晚各 1 次，每次 30 克，用开水送下。

【适应证】治疗白带过多。

4. 蛋枣木耳方

【组　成】木耳 25 克　大枣 25 枚　鸡蛋 1 枚　红糖少许

【制用法】将前三味加水同煮，蛋熟去壳再煮，加入红糖。一次食用。常食效佳。

【适应证】治疗肾亏白带过多。

5. 鸡蛋二乌方

【组　成】鸡蛋2枚　何首乌40克　乌贼骨12克。

【制用法】将三味同煮，蛋熟去壳再煮片刻。吃蛋喝汤。

【适应证】治疗白带过多。

6. 鸡蛋枸杞方

【组　成】鸡蛋2枚　新鲜枸杞子200克　花生油适量食盐少许

【制用法】将前二味用花生油炒热，加入食盐，服食之。

【适应证】治疗肝肾不足之白带过多。

7. 蛋糖豆腐方

【组　成】豆腐锅巴100克　豆腐皮1张　鸡蛋1枚　白糖适量

【制用法】将鸡蛋打碎与其他三味加适量水同煮熟食。每日1碗，早晨空腹服下。

【适应证】治疗白带病。亦治产后出血，恶露不尽者。

8. 鸡蛋首乌方

【组　成】鸡蛋2枚　何首乌60克

【制用法】上二味加水同煮，蛋熟去壳再煮片刻。吃蛋喝汤。

【适应证】治疗肾虚白带过多。

9. 蛋清荞麦丸

【组　成】鸡蛋清5枚　荞麦粉300克

【制用法】将上二味调匀为丸似豆大，每服15克，开水送服。

【适应证】用于白带过多者。

10. 鸡蛋姜艾方

【组　成】鸡蛋2枚　艾叶9克　生姜12克

【制用法】上三味加水煮熟，鸡蛋去壳再煮，饮汁吃蛋。

【适应证】治疗脾气虚寒白带过多者。

11. 薏米莲蛋锭

【组　成】薏苡仁　莲子肉各 15 克　鸡蛋黄油 10 毫升
凡士林适量

【制用法】将前二味共研细末，加蛋黄油调匀。再把凡士
林加热，与上药熔合，做成拇指大、长约寸许的锭剂。在临睡
前先用淡盐水洗涤阴道，后将药锭塞入，次晨取山。每晚 1
次。连用半月。隔 1 周可再用。

【适应证】治疗子宫颈糜烂，阴道各种炎症而引起的带
下证。

12. 韭菜根蛋方

【组　成】韭菜根适量　鸡蛋 1 枚　红糖适量

【制用法】韭菜根加水煎煮，将熟时打入鸡蛋，加红糖煮
熟食，连服 1 周。

【适应证】治疗肾气虚寒之带下证。

13. 鸡蛋棉子方

【组　成】鸡蛋 2 枚　棉花子 10 克　白糖适量

【制用法】将前二味加清水 2 碗同煎，蛋熟去壳再煮片
刻，加入白糖，喝汤食蛋。

【适应证】治疗白带过多证。亦治缺乳证。

14. 金菊叶蛋方

【组　成】金菊叶 60 克　鸡蛋 2 枚

【制用法】上二味同搅匀，干炒，将熟时加水半碗煮沸。
顿服。

【适应证】用于治疗肝郁伤脾而致带下病。

15. 鸡蛋白果方

【组　成】白果仁 2 枚　鸡蛋 1 枚

【制用法】将白果仁研末装入蛋内，湿纸封口，蒸熟服
食。每日 1 次，连服数次。

【适应证】治疗脾虚带下。

16. 向日葵蛋方

【组　成】鸡蛋2枚　向日葵仁30克　白砂糖适量

【制用法】鸡蛋去壳和向日葵仁同加水2碗，共煮成1碗，白砂糖调服。

【适应证】治疗白带证。症见流白黄带，稠黏秽臭，小便黄短。

17. 鸡蛋桂附方

【组　成】乌鸡蛋1枚　附子9克　肉桂3克

【制用法】后二味加水煎，去渣，打入鸡蛋，熟后食蛋饮汁。每日2次。

【适应证】治疗脾肾虚寒之白带过多、清稀。

18. 鸡蛋艾叶方

【组　成】鸡蛋1枚　艾叶9克

【制用法】将上药同煮，吃蛋饮汁，每日1次。连服7~10天为1疗程。

【适应证】治疗带下病。

19. 鸡蛋果苋方

【组　成】鲜马齿苋60克　白果仁7粒　鸡蛋清3个

【制用法】前二味共捣如泥，再加蛋清调匀，以沸水冲之。每日空腹服1剂。连服4~5日。

【适应证】治疗湿热带下病。

20. 鸡蛋胡椒方

【组　成】鸡蛋1枚　胡椒7粒

【制用法】胡椒研粉后放入蛋内，湿纸封口，用适量湿面粉包蛋，放炭火上烤熟，食之。每日1次，10天为1疗程。

【适应证】治疗带下病。

六、恶　阻

妊娠早期出现恶心呕吐，头晕厌食，甚或食入即吐，称为恶阻,又称妊娠呕吐,是妊娠早期最常见的疾患。若仅有恶心嗜酸,择食,或晨间偶有呕吐痰涎,则是妊娠早期常有的反应,经过一段时间,即可自行恢复。

恶阻一般可分为:①脾胃虚弱:妊娠以后,恶心呕吐不食,或呕吐清涎,神疲思睡,治以健脾和胃,降逆止呕;②肝胃不和:妊娠初起,呕吐酸水或苦水,胸满胁痛,嗳气叹息,头胀而晕,烦渴口苦,治以抑肝和胃,降逆止呕。

醋　　方

妊娠恶阻醋饮

【组　成】米醋适量

【制用法】饮醋少许,每日 3 ~ 4 次。

【适应证】治疗妊娠恶心、呕吐。

醋　蛋　方

醋蛋白糖饮

【组　成】米醋 60 毫升　白糖 30 克　鸡蛋 1 枚

【制用法】先将米醋煮沸,加入白糖使之溶解,打入鸡蛋,待蛋半熟后,全部食之,每日 2 次。

【适应证】用于肝胃不和之妊娠呕吐。

七、胎动不安　滑胎

怀孕以后,如先感胎动下坠,继而有轻微的腰酸腹胀,或阴道有少许出血者,称为胎动不安,在现代医学中统称先兆性流产。如在堕胎或小产之后,下次受孕,仍如期而坠,或屡孕屡坠,达三次以上者,称滑胎,现代医学称习惯性流产。一般可分为四型:①气血虚弱:妊娠初期,胎动下坠,神疲肢倦,面色㿠白,心悸气短或腰酸腹胀,治以补益气血,固肾安胎;②肾虚:腰酸腹坠,阴道少量流血,头晕耳鸣,小便频数,甚至失禁,或曾屡次堕胎,治以固肾安胎,佐以益气;③血热:

胎动下坠，下血鲜红，心烦不安，手心烦热，口干咽燥，或有潮热，小便短黄，大便秘结，治以滋阴清热，养血安胎；④外伤：妊娠受伤，胎动下坠，腰酸腹胀，甚或阴道下血，治以益气养血，固摄安胎。患者可灵活选用下列便方。

蛋 方

1. 鸡蛋白粉粥

【组 成】鸡蛋 2 枚 白粉适量

【制用法】将鸡蛋打散，以白粉和似稀粥，顿服之。

【适应证】治疗先兆性流产。

2. 凤凰衣方

【组 成】凤凰衣（系雏鸡孵化出壳后的卵壳内膜）适量

【制用法】将凤凰衣置瓦上文火焙干黄，研末。按前次流产月份提前连服 5 日。每日 2 次，每次 10 克，米汤冲服。

【适应证】用于先兆性流产者。

3. 鸡蛋苎麻叶方

【组 成】鸡蛋 3 克 苎麻叶 100 克 细盐少许

【制用法】将苎麻叶加水适量熬汁，加入鸡蛋和细盐，煮熟。吃蛋喝汤。每日 1 剂，连服 1 周。

【适应证】治疗先兆性流产。

4. 苜蓿子蛋方

【组 成】苜蓿子 3 克 鸡蛋 2 枚 盐 味精各少许

【制用法】将苜蓿子捣烂加水煮 20 分钟，留汁 1 碗，倒入打散的鸡蛋，加入味精、盐，隔水蒸熟。服食。1 日 1 次，连用 5 天。

【适应证】治疗先兆性流产。

5. 鸡蛋黄酒方

【组 成】鸡蛋 14 枚 黄酒 500 毫升 盐或红糖少许

【制用法】前二味同放入锅内，以小火炖煮至稠黏，加入盐或红糖。冷却后存瓶罐中，待用。可经常随量食用。

【适应证】用于滋阴润燥，养血安胎，以治先兆性流产。

6. 鸡蛋艾叶方

【组　成】鸡蛋 2 枚　艾叶 20 克

【制用法】艾叶加水 300 毫升，煎 10 分钟后放新鲜鸡蛋，再煎 10 分钟，取出鸡蛋，去蛋壳后与艾叶汤共煮 5 分钟。每日清晨吃 2 枚艾叶蛋，服 15 毫升艾叶汤。

【适应证】治疗先兆性流产和习惯性流产。

7. 鸡蛋粽心方

【组　成】鸡蛋 2 枚　新鲜粽叶（包粽子的）3 张　灯心草 30 克

【制用法】后二味浓煎取汁，打入鸡蛋煮熟即成，连汤服。

【适应证】治疗转胞病。症见妇女孕后 7～8 月，饮食如常，小便不通，甚则小腹胀急，心烦不能卧，称作转胞。本方有益阴开闭之功。

8. 鸡蛋两川方

【组　成】鸡蛋 2 枚　川杜仲 12 克　川续断 12 克

【制用法】上三味加水同煮，蛋熟去壳再煮。喝汤食蛋。

【适应证】治疗胎动不安。

9. 蛋矾荷叶方

【组　成】鸡蛋 3 枚　明白矾 3 克　荷叶 15 克

【制用法】将后二味加水浓煎取汁，趁沸冲入鸡蛋，一次服下。

【适应证】治疗胎动不安。

10. 鸡蛋核桃方

【组　成】鸡蛋 2 枚　核桃 10 枚　盐　植物油各适量

【制用法】将核桃捣碎取仁，加清水煎汁，再放入鸡蛋及油、盐调味，煮至蛋熟服食。每日 1 剂，连服数日。

【适应证】治疗肾气不足胎动不安者。

11. 鸡蛋桃奴方

【组　成】鸡蛋 7 枚　桃奴（即未成熟而干在树上的幼桃）7 个

【制用法】将上二味加水同煮，蛋熟去壳再煮 5 分钟，去渣，顿服。每月 1 次。

【适应证】治疗胎动不安及习惯性流产。

12. 鸡蛋糯米方

【组　成】鸡蛋 2 枚　糯米粉 40 克

【制用法】将鸡蛋打烂和糯米粉搅匀，蒸熟。顿服，每日 1 次。

【适应证】治疗胎动不安。亦治妊娠腹痛。

八、产　后　病

从胎儿娩出至产褥期，发生与分娩有关的疾病，称为产后病。由于分娩时的产创和出血，以及临产用力等，耗伤气血，以致产后"百节空虚"，如不注意摄生，则内而七情，外而六淫，稍有感触，即乘虚而致病。

临床上常见的产后病有胎衣不下、产后血晕、产后痉证、产后腹痛、产后排尿异常、产后恶露不下、产后身痛和缺乳或乳汁不下等等。

胎儿娩出后，经过较长时间胎盘不能娩出，称胎衣不下，现代医学称胎盘滞留，多由气虚或血瘀所致，治以益气养血或活血化瘀。产后血晕是产妇分娩后，突然头晕眼花，不能起坐或泛恶欲呕，甚至昏厥不省人事，乃血虚气脱所致，治以益气固脱。新产后，发生手足抽搐，项背强直，甚至口噤，角弓反张，则为产后痉证，亦称产后发痉，多由血虚或感染邪毒所致，治以滋阴养血，柔肝息风，或解毒镇痉，理血祛风。产后腹痛是产妇分娩以后，发生以小腹疼痛为主症的疾病，亦称儿枕痛，多由血虚或血瘀引起，治以补血益气或活血散瘀止痛。

产后发生小便不通，或尿意频数，甚则小便失禁者，统称产后排尿异常，多由肾气虚弱，产伤所致，治以补益温肾，化气利水。胎儿娩出后，胞宫内遗留余血浊液，叫做恶露。正常恶露一般在产后 3 周左右干净。如超过 3 周，仍淋漓不断者，称恶露不尽，多由气虚、血热或血瘀所致，治以补气摄血、养阴清热止血或活血化瘀。产后身痛是在产褥期内，出现肢体关节酸疼，麻木重着等症者，亦称产后关节痛，多由血虚或外感所致，治以养血益气，温经通络，或养血祛风，散寒除湿。产后乳汁甚少或全无，称为缺乳，亦称乳汁不足，多由气血虚弱，或肝郁气滞所致，治以补益气血，佐以通乳，或疏肝解郁，通络下乳。患者可根据具体病情，选用下列便方。

醋　方

1. 醋酒蟹爪饮

【组　成】蟹爪 100 克　米醋　黄酒各适量

【制用法】上三味加水适量，共煎服。

【适应证】用于气虚血滞，产后胎衣不下。亦治难产。

2. 醋糖姜艾饮

【组　成】米醋 100 毫升　艾叶 9 克　干姜 9 克　红糖适量

【制用法】将艾叶、干姜煎汤后去渣，入米醋、红糖再煎片刻温服。

【适应证】用于寒凝血瘀，产后胎衣不下。

3. 甜醋燕麦饮

【组　成】甜醋 100 毫升　燕麦（全草）90～100 克

【制用法】将燕麦煎汤后去渣，入甜醋再煎沸后温服。

【适应证】用于寒凝血瘀，产后胎衣不下。

4. 产晕醋熏方

【组　成】醋适量

【制用法】将醋煮沸，倒入茶缸内，置产妇鼻下，吸醋气，苏醒后应急用药物止血。

【适应证】用于产后血晕者。

5. 韭菜热醋方

【组　成】韭菜 100 克　醋适量

【制用法】将韭菜切碎放壶内，醋加热倒入壶中，盖严壶口，将壶嘴对产妇鼻孔熏之。

【适应证】治疗产后血晕。

6. 产后腹痛方

【组　成】吴茱萸 12 克　栀仁 10 克　桃仁 3 克　沉香 3 克　醋适量

【制用法】将前四味共研细末，调醋敷痛处静卧，不宜过多按揉。

【适应证】治疗产后腹痛。

7. 死胎醋豆方

【组　成】黑豆或赤小豆 300 克　醋适量

【制用法】以醋煮黑豆成浓汁，顿服。

【适应证】治疗死胎不下。

8. 产后尿失调方

【组　成】鲤鱼鳞 50 克　花生油　姜　醋各适量

【制用法】鲤鱼鳞用花生油炸酥，加姜、醋、盐调味，蒸熟食。

【适应证】治疗产后小便不能自主者。

9. 产后抽筋方

【组　成】黑木耳 30 克　醋 50 毫升

【制用法】将黑木耳用醋浸 2 小时后，分 2 次食。

【适应证】用于产后虚弱，手足麻，抽筋。

10. 猪爪姜醋方

【组　成】甜醋 600 毫升　生姜 300 克　猪脚爪 2 只

【制用法】将生姜洗净去皮切块，猪脚爪切块，加甜醋同煮熟，分数日食完。

【适应证】治疗乳汁不下。煮好若放置 1～2 周再食，其效更佳。

11. 催乳肉醋饮

【组　成】醋 500 毫升　肥猪肉 250 克　生姜 100 克　番木瓜 2 只　红糖适量

【制用法】将番木瓜去皮核，切成块，同猪肉、姜、醋加适量水煮熟，加红糖分次食之。

【适应证】治疗乳汁不下。

12. 木瓜姜醋方

【组　成】醋 500 毫升　木瓜 500 克　生姜 30 克

【制用法】将上三味放入瓦煲内煲熟后，分次吃。

【适应证】治疗乳汁不下。亦治产后子宫收缩无力，恶露不下。

13. 醋艾白头翁方

【组　成】米醋 660 毫升　艾叶（微炒）72 克　白头翁（去芦头）18 克

【制用法】后二味为细末，先入药一半同醋熬成煎，再入另一半，和丸梧桐子大。每服 30 丸，空心食，米汤送下。

【适应证】治疗产后带下及冷劳泻痢。

蛋　　方

1. 鸡蛋三七方

【组　成】鸡蛋 1 枚　三七末 5 克

【制用法】将鸡蛋开一小孔，装入三七末，糊口蒸熟。食之。

【适应证】治疗恶露不尽，产后出血。

2. 鸡蛋黄酒方

【组　成】鸡蛋黄 5 枚　黄酒 50 毫升

【制用法】将上二味加水少许调匀，酌加盐少许，蒸 30 分钟。每日食 1~2 次。

【适应证】治疗恶露不尽，产后出血。

3. 芹菜根蛋方

【组　成】鸡蛋 2 枚　芹菜根 100 克

【制用法】上二味加水适量煎服。

【适应证】治疗产后出血。

4. 下死胎方

【组　成】甘草 10 克　蒲黄 10 克（布包）　企边桂 10 克　香豉 20 克　鸡蛋 1 枚

【制用法】将前四味加水浓煎取汁，再打入鸡蛋至蛋熟后顿服。

【适应证】治疗胎死腹中不下。

5. 鸡蛋葱白方

【组　成】鸡蛋 1 枚　葱白 60 克　生姜汁 10 克　细辛 4 克　牙皂 3 克

【制用法】将后四味共捣烂，取蛋清调匀，敷患处，温灸。不宜过多按揉，应静卧休息。

【适应证】治疗产后腹痛。

6. 红鸡冠花蛋饮

【组　成】鸡蛋 2 枚　红鸡冠花 3 克

【制用法】将红鸡冠花浓煎取汁，冲打碎的鸡蛋，置火上微沸。温服。

【适应证】治疗产后腹痛，气血不和，胸闷。

7. 鸡蛋红糖方

【组　成】鸡蛋 2 枚　红糖 30 克

【制用法】先用清水将红糖化开，再煮鸡蛋至熟。一次服下。

【适应证】治疗产后血亏而引起的腹痛腹泻。

8. 产后失眠方

【组　成】鲜鸡蛋1枚

【制用法】将鲜鸡蛋打散，睡前沸水冲服。连服数日。

【适应证】治疗产后心烦失眠，口干口渴。

9. 产后鸡爪风方

【组　成】鸡蛋1枚　黄酒适量

【制用法】将鲜鸡蛋湿纸包裹煨干黄，去纸，将壳与蛋研细末，顿服。每日1次，空腹黄酒送下，以愈为度。

【适应证】治疗产后鸡爪风。

10. 产后子痫方

【组　成】鸡蛋清2个　生姜汁50毫升　芝麻油1毫升

【制用法】鸡蛋清加入生姜汁、芝麻油共搅匀，置热水上蒸，边加温边搅拌，待温即服（过热则凝固不能服）。每日1~3次。

【适应证】治疗产后子痫。

11. 产后贫血方

【组　成】鲜鸡蛋2枚　花生仁100克　杞子10克　大枣12枚　红糖50克

【制用法】先将枸杞子、花生仁煮熟，然后放入大枣、鸡蛋和红糖同煮。吃蛋喝汤。每日1次，连服20天左右。

【适应证】治疗产后贫血。

12. 产后抽搐方

【组　成】鸡蛋壳6克（焙干）　当归30克　煅海螺6克黄酒适量

【制用法】将前三味共研细末。每日2次，每次10克，黄酒20毫升调匀，白开水送服。

【适应证】治疗产后手指抽搐。

13. 鸡蛋豆浆饮

【组　成】鸡蛋1枚　豆浆　桂圆肉　白糖各适量

【制用法】将豆浆同桂圆肉同煮沸，打入鸡蛋煮熟加白糖。空腹服。

【适应证】用于产后调养。

14. 荞麦花蛋方

【组　成】鸡蛋1枚　荞麦花50克

【制用法】将荞麦花煎水煮鸡蛋食之，每日1次。

【适应证】治疗乳汁不下。

15. 鸡蛋丹参饮

【组　成】丹参10克　鸡蛋2枚

【制用法】丹参水煎去渣，打入鸡蛋，以熟为度。1次食下。

【适应证】治疗乳汁不下。

16. 丝瓜络蛋方

【组　成】鸡蛋2枚　丝瓜络25克

【制用法】丝瓜络加水煎去渣，打入鸡蛋，煮熟，一次服下。

【适应证】治疗乳汁不下。

17. 鸡蛋鲇鱼方

【组　成】鸡蛋2枚　鲇鱼1条

【制用法】上二味加水煮汤，吃鱼、蛋饮汤，连续服用3 ~5剂。

【适应证】用于乳汁不下。

18. 蛋油糖酒方

【组　成】鸡蛋2枚　熟猪油20克　白糖10克　甜酒酿200克

【制用法】以猪油煎鸡蛋至半熟，倒入甜酒酿，煮至蛋热，加白糖。每日2次，空腹服。连用1周。

【适应证】治疗缺乳症。

19. 鸡蛋鲜藕方

【组　成】鸡蛋3枚　鲜藕250克

【制用法】加水煮上二味至熟，同食之。连服5天。

【适应证】治疗乳汁不下。

20. 鸡蛋漏芦方

【组　成】鲜鸡蛋2枚　漏芦10克

【制用法】漏芦加水煎后去渣，冲打散的鲜鸡蛋食用。

【适应证】治疗乳汁不下。

21. 鸡蛋芝麻方

【组　成】鸡蛋2~5枚　芝麻适量　盐少许

【制用法】将鸡蛋煮熟去壳，沾芝麻（炒熟加盐）食。每日1次，连服3~5天。

【适应证】治疗乳汁不下。

醋　蛋　方

1. 醋蛋酒枣汤

【组　成】乌鸡蛋3只　醋100毫升　酒100毫升　大枣20克

【制用法】把鸡蛋去壳，与醋、酒搅匀，再加入大枣共煎成100毫升。分2次服完，每天1剂，连服5~7剂。

【适应证】用于产后气虚，恶露过期不止，量多，或淋漓不断，色淡红，质清稀，无臭气，小腹空坠，神疲懒言，面色㿠白。

2. 人参醋蛋方

【组　成】鹌鹑蛋2枚　米醋100毫升　人参6克

【制用法】先将人参水煎取汁，然后把人参汤与醋一起煮沸，冲打开搅匀的鹌鹑蛋呈粥样服食。

【适应证】用于气虚血滞，产后胎衣不下者。

3. 产后血痢醋蛋方

【组　成】醋 50 毫升　鲜鸡蛋 3 枚

【制用法】将鸡蛋黄与醋调匀，1 次服完。

【适应证】治疗产后血痢。亦治难产。

4. 下血醋蛋饮

【组　成】黑鸡鸡蛋 3 枚　醋　黄酒各 100 毫升

【制用法】先将鸡蛋打碎，与醋、黄酒同搅匀，再煮成100 毫升，分 2 次服。每日 1 剂，连服 5～7 剂。

【适应证】治疗产后下血不止。

5. 产后血晕醋蛋方

【组　成】醋 1 小碗（150 毫升）　鸡蛋 2 枚　良姜 15 克

【制用法】将良姜捣烂，打入鸡蛋，搅匀后加醋煮熟服用。

【适应证】治疗产后血晕。

九、阴挺下脱、阴痒、不孕症等

　　阴挺下脱是妇女阴中有物下坠，或突出阴道口外，多发生在产后，故又叫产肠不收或子肠不收，现代医学称为子宫脱垂和阴道前后壁膨出，多由肾虚气虚所致，治以补肾、益气升提。阴痒是妇女外阴及阴道瘙痒不堪，甚则痒痛难忍，坐卧不安，有时可波及肛门周围，或伴有不同程度的带下，亦称肛门瘙痒、阴蜃等，现代医学认为是滴虫性、霉菌性及老年性阴道炎和外阴白斑或精神因素而引起，多由湿热下注或肝肾阴虚所致，治以清热渗湿，杀虫止痒，滋阴降火，调补肝肾。不孕症是婚后夫妇同居二年以上，未避孕而不受孕者，亦称原发性不孕。如曾生育或流产后二年以上，未避孕而不再受孕者，称继发性不孕。多由肾虚、肝郁或痰湿所致，治以温肾养肝、调补冲任、疏肝解郁、养血理脾和燥湿化痰等法。

醋　方

1. 茶子醋熏方

【组　成】醋 250 毫升　茶子（茶麸）150 克

【制用法】醋煮开后加茶子末，待出味时，盛盆中熏阴部。每日 3 次。

【适应证】治疗子宫下垂。

2. 乌倍醋熏方

【组　成】醋 100 毫升　生川乌　五倍子各 10 克　水 1500 毫升

【制用法】先将生川乌、五倍子加水煮沸再加醋，置清洁女式尿盆内，熏患部。

【适应证】用于子宫下垂。

3. 烧铁醋熏方

【组　成】醋 250 毫升　小铁块 1 块

【制用法】将醋倒入干净痰盂内，再把小铁块（或小铁器）烧红后放入痰盂内，醋即沸腾，患者坐痰盂上熏 15 分钟。每日 1 次。

【适应证】治疗子宫下垂。治疗期间应注意营养、休息、忌房事。

4. 乳房胀痛方

【组　成】生榧子肉若干　醋适量

【制用法】将生榧子肉研细末，调醋如糊，涂患处，每日更换 1 次。

【适应证】治疗乳房胀痛。

5. 阴冷外熨方

【组　成】醋　热灰各适量

【制用法】将醋和热灰装入布袋频熨患部。

【适应证】用于阴冷者。

蛋　方

1. 黄柏蛋清方

【组　成】黄柏30克　鸡蛋1枚

【制用法】将黄柏研成细末，鸡蛋去黄取清调拌黄柏末，涂敷患处。

【适应证】治疗妇女外阴瘙痒。

2. 阴裂蛋油方

【组　成】鸡蛋若干枚（3～5枚）

【制用法】先将鸡蛋煮熟，去白取黄，置清洁小锅中用中等火干烤蛋黄焦枯变黑后，改用猛火，并以锅铲按压，此时可听到蛋黄"吱吱"作响，出现棕色液体——蛋黄油。边压边将油用小勺取出，以免猛火熬干，待冷却后收贮于消毒的瓷瓶内备用。一般1个鸡蛋可取蛋黄油2毫升。然后用蛋黄油擦患处，1日2次。

【适应证】治疗外阴干燥皲裂。

3. 鸡蛋大黄方

【组　成】鸡蛋5枚　生大黄15克

【制用法】将生大黄研末，鸡蛋开孔，取出蛋清，装入生大黄末3克，煮熟吃。月经净后，每晚临睡前吃1枚。连食5枚为1疗程。

【适应证】治疗急性盆腔炎。

4. 宫颈糜烂方

【组　成】鲜鸡蛋1枚

【制用法】将鲜鸡蛋用酒精消毒后，取出蛋清倒入消毒过的器皿内，晚上用盐水冲洗阴道后，棉球蘸蛋清塞至子宫颈处，次日取出。连用5日为1疗程。若无效可进行第2疗程。

【适应证】用于宫颈糜烂并有出血者。月经来潮时停止治疗。

5. 蛋红花促孕方

【组　成】鸡蛋 1 枚　藏红花 1.5 克

【制用法】将鸡蛋开一小孔，放入藏红花，搅匀，蒸熟。月经来潮后开始服食。每日 1 枚，连食 9 枚。持续服用 3～4 个月经周期。

【适应证】治疗子宫发育不良造成的不孕症多有效验。若服后下次月经未来就暂停，到医院查一下是否怀孕，已怀孕者停食。

6. 鸡蛋升麻方

【组　成】鸡蛋 1 枚　升麻 4 克

【制用法】将鸡蛋打一小孔，升麻研末装入鸡蛋内，密封小孔，隔水蒸熟，吃蛋，每日 1 剂，连服 10 天为 1 疗程，休息 2 天，再做第 2 疗程。

【适应证】治疗子宫下垂。

7. 金樱子蛋方

【组　成】鸡蛋 1 枚　金樱子 30 克

【制用法】把金樱子去壳及瓤与鸡蛋加水炖熟，吃蛋喝汤。

【适应证】治疗肾虚子宫脱垂。

8. 蛋米首乌方

【组　成】鸡蛋 2 枚　何首乌 30 克　小米 50 克　白糖少许

【制用法】将何首乌用纱布包裹，与米同煮粥，粥熟前打入鸡蛋，并加入白糖，调匀，煮熟。每日食 2 次。

【适应证】治疗气虚所致之子宫下垂。

9. 子宫下垂外敷方

【组　成】五倍子 12 克　雄黄 3 克　蓖麻仁 12 克　胡椒 3 克　麝香 0.1 克　鸡蛋 1 枚

【制用法】将前五味共研细末，调鸡蛋清，敷肚脐、百会穴，然后温灸。

【适应证】治疗子宫下垂。

第十四章 儿科疾病

一、感 冒

感冒是小儿最常见的疾病，一年四季均可发生，尤以冬春多见。因小儿处在生长发育阶段，脏腑功能尚未健全，抵抗力低下，容易停食着凉，感受病毒或细菌而发病。在临床上一般分为风寒风热两大类。风寒感冒主要表现为：恶寒重发热轻，无汗打喷嚏，流清鼻涕，咳嗽。风热感冒主要特征为：发热重恶寒轻，有汗，咽痛。患儿还可伴有吐泻，甚至出现高烧抽风等危急证候。家长可根据感冒具体情况选用下列便方调治。

醋 方

感冒醋熏方

【组 成】食醋适量

【制用法】按每立方米空间用食醋 2~5 毫升计算，加水 1~2 倍，置容器内加热至全部气化为止。每天 1 次，连续数天。

【适应证】用于预防流行性感冒。

蛋 方

1. 蛋清绿豆饼

【组 成】鸡蛋 1 枚 绿豆 120 克

【制用法】将绿豆研粉炒热，加蛋清调和，捏成小饼贴胸部。3 岁左右患儿敷 30 分钟，不满 1 岁者敷 15 分钟。敷中脘、足心（涌泉穴）亦可。

【适应证】治疗小儿高烧。

2. 鸡蛋头发方

【组　成】鸡蛋 1 枚　头发 1 团

【制用法】用头发蘸蛋清反复涂擦患者足底、手心、肚脐周围及胸部、背部，以保持体表蛋清不凝固为好。涂擦完毕，可用干净布或纸将蛋清抹去。

【适应证】治疗小儿高烧。

3. 蛋糖冬草方

【组　成】鸡蛋清 1 枚　麦冬 9 克　甘草 6 克　白糖 10 克

【制用法】将麦冬、甘草浓煎取汁，加入蛋清、白糖搅匀。早晚空腹分 2 次服，连服 3 ~ 4 天。

【适应证】治疗小儿夏季热。

4. 鸡蛋白蜜方

【组　成】鸡蛋 1 枚　白蜜 10 克

【制用法】将鸡蛋打散和白蜜搅匀，1 次或分次服完。

【适应证】治疗小儿夏季热。

5. 白芥子蛋方

【组　成】鸡蛋 1 枚　白芥子 12 克

【制用法】将白芥子研细末，鸡蛋取清调之，敷足心（涌泉穴）。

【适应证】治疗小儿感冒。

二、咳　嗽

咳嗽是小儿呼吸道疾病最常见的症状之一，临床以咳嗽、有痰、发热或无热为主要特征。尤以冬春两季常见。现代医学的急慢性支气管炎等属于此病范畴。咳嗽分外感咳嗽和内伤咳嗽。因小儿形体未充，肌肤娇弱，卫外功能低下，又不知自调寒温，难以适应外界气候的变化。故易受风寒、风热、风燥所侵袭，引起外感咳嗽。小儿内脏薄弱，易被乳食、生冷、积热所伤，导致消化失调，酿成痰浊，阻塞气道而咳嗽。初伤肺之气阴，久则耗肾之真阴。外感咳嗽治宜祛邪，内伤久咳治宜补益。

醋　　方

1. 雄栀辛药醋敷方

【组　成】栀子 12 克　细辛 6 克　雄黄 10 克　没药 12 克　醋适量

【制用法】前四味同研细末，调醋敷胸、背部。

【适应证】治疗小儿咳嗽。

2. 生明矾醋方

【组　成】生明矾 30 克　醋适量

【制用法】将生明矾研末，调醋成糊，贴足心。

【适应证】治疗小儿咳嗽。

蛋　　方

1. 蛋油绿豆方

【组　成】绿豆 100 粒　鸡蛋 1 枚　棉籽油少许

【制用法】用棉籽油将绿豆炸至酥脆，打入鲜鸡蛋，成蛋包豆，待蛋黄熟。晚上趁热服食，避风入睡。每日 1 剂，连服数日。

【适应证】治疗小儿肺热咳嗽。

2. 蛋糖豆浆方

【组　成】鸡蛋 1 枚　豆浆　白糖各适量

【制用法】将鸡蛋打散，豆浆煮沸浓冲之，加入白糖食用。

【适应证】治疗小儿肺热咳嗽。

3. 鸡蛋川贝方

【组　成】鸡蛋 1 枚　川贝 5 克

【制用法】将川贝研末，装入鸡蛋内拌匀，用纸封口，蒸熟食。每日1次，分2次服，连服3日。

【适应证】治疗小儿肺热咳嗽。

4. 咳嗽外敷方

【组　成】白芥子20克　元胡12克　甘遂6克　细辛6克　樟脑3克　鸡蛋1枚

【制用法】将前五味共研细末，调鸡蛋清，敷肺俞和中府穴。

【适应证】治疗小儿肺寒咳嗽。

三、哮　喘

哮喘是小儿常见的一种以发作性哮鸣气促，呼气延长为特征的肺部疾患。多在春、秋、冬季发病，且反复发作。气候骤变，寒温失调，接触异物，内伤饮食多可诱发哮喘发作。临床上一般分为热哮和寒哮两型。热哮是在喘促的同时伴发热、口干、面红、烦躁等证，治以清肺化痰止喘；寒哮是在喘促的同时伴有恶寒或畏寒、口淡不渴、面色灰暗、倦怠等症，治以温肺化痰止喘。哮喘缓解后要调理肺、脾、肾脏，即补肺、健脾、益肾，以防反复发作而成顽固宿积。

醋　　方

醋面白矾方

【组　成】米醋50毫升　生白矾30克　面粉适量

【制用法】生白矾研末，同米醋、面粉调和，敷两足心（涌泉穴），布包1宿。

【适应证】治疗小儿痰嗽喘息。

蛋　　方

1. 五味鸡蛋方

【组　成】鸡蛋10枚　五味子30克

【制用法】将五味子30克水煎，水冷后浸入鸡蛋，每晨蒸服1枚。最好冬至后服。

【适应证】用于小儿哮喘缓解期。

2. 鸡蛋蜂蜜方

【组　成】鸡蛋1枚　蜂蜜适量　油少许

【制用法】春季，每天早晨用油煎鸡蛋，趁热加1～2汤匙蜂蜜，立即进食。连服2～3个月。

【适应证】治疗小儿哮喘。

3. 鸡蛋童尿方

【组　成】鸡蛋10枚　患儿尿适量

【制用法】用瓦罐或瓷盆留存患儿自身24小时内尿液，取新鲜鸡蛋浸入，尿液应浸过蛋1.5厘米左右。每日换1次新鲜尿液，连浸7天。每天早晨取制备好的未腐败蛋1枚煮熟，去壳后空腹服用。1个月为1疗程。

【适应证】用于治疗小儿哮喘。

四、呕　吐

呕吐是小儿常见的一种症状，很多疾病都可以出现，是由于胃失和降，气逆于上所致。本节主要介绍吐乳症。吐乳亦称"溢乳"，是小儿哺乳后，乳汁从口角溢出，多为哺乳过量或过急所致，应注意改进哺乳方式，如无效者，可选用下列便方调治。

醋　　方

1. 醋吴茱萸方

【组　成】醋适量　吴茱萸25克

【制用法】将吴茱萸捣碎，晚间临睡前，调醋敷涌泉穴，用布包扎，次日晨取下。

【适应证】治疗小儿口疮流涎。亦治呕吐。

2. 醋天南星方

【组　成】天南星 30 克　醋适量

【制用法】天南星研末调醋，晚间敷涌泉穴。男左女右，外以布条包扎，12 小时去除。

【适应证】治疗小儿流涎症。亦治呕吐。

蛋　　方

1. 鸡蛋壳米方

【组　成】鸡蛋壳 1 个　米 15 粒

【制用法】上二味加开水略煮，再加入人乳 1 匙，煎喂。

【适应证】治疗小儿吐乳。

2. 蛋清绿豆粉方

【组　成】鸡蛋清 1 枚　绿豆粉 25 克

【制用法】将上二味调匀，敷足心（涌泉穴）。

【适应证】治疗小儿吐乳。

3. 鸡金蛋甲方

【组　成】鸡蛋 1 枚　鸡内金 1 克　穿山甲 0.1 克

【制用法】后二味共研细末，装新鲜鸡蛋内，慢慢捣匀，再用湿面粉裹蛋，入开水内煮熟或蒸熟食之。每日 1 枚。连服 7 天。

【适应证】适用于小儿流涎（流口水）。

五、虫　　证

　　虫证是肠道寄生虫引起的疾病，小儿以蛔虫和蛲虫病多见。虫寄生于人体内，消耗营养，轻者引起营养不良、贫血，影响小儿的生长发育，重者合并其他疾病，甚至危及生命。其患病因素主要是吃了附有虫卵的生菜、水果或虫卵污染人的双手，尤其是小儿玩耍沾污双手，并未饭前便后洗手，或饮用被虫卵污染的生水而进入消化道，就会感染寄生虫病。故患儿或正常儿童应避免上述易感虫卵因素，患有虫症的儿童可选用下列便方调治。

醋　方

1. 寸白虫方

【组　成】食醋适量　白芜荑 55 克　狼牙草 37 克　白蔹 18 克

【制用法】将后三味研为细散，每服 2 克，以食醋适量，空腹送下。

【适应证】治疗小儿寸白虫。

2. 胆虫醋椒方

【组　成】醋 30~50 毫升　花椒 10 粒

【制用法】共煮沸放凉后服。

【适应证】川于治疗胆道蛔虫引起之腹痛。

3. 米醋安蛔方

【组　成】米醋 20~30 毫升

【制用法】每小时口服 1 次，连服 3~5 次。

【适应证】用于因蛔虫引起的剧烈腹痛。蛔虫碰到酸即安稳不动，疼痛缓解。

4. 蛲虫外用方

【组　成】食醋适量

【制用法】将食醋加温开水两倍，每晚睡前外擦肛门周围。连用数周，并烫洗衣被。

【适应证】治疗蛲虫症。

蛋　方

1. 鸡蛋韭菜方

【组　成】鸡蛋 6 枚　韭菜 90 克

【制用法】将二味同炒食。

【适应证】治疗小儿蛲虫病。

2. 蛲虫鸡蛋方

【组　成】鸡蛋1枚　豆油适量

【制用法】鸡蛋用豆油煎作饼状。睡觉前敷肛门上，连用7天。

【适应证】用于小儿蛲虫病。

六、疳　积

疳积是小儿常见的积食和疳疾两种胃肠消化道疾病。相当于现代医学的营养不良、消化不良、厌食症等。本病多因喂养不当所引起。是家长不根据儿童生长发育特性，不定时、定量喂养，或强迫喂食，或养成偏食等不良习惯，增加了胃肠的负担，损伤了胃肠的功能，以致出现不思乳食，食奶吐奶，进食吐食，吐物酸臭，腹满胀痛，大便腥臭，睡眠不安，磨牙等症状。日久则营养缺乏，面黄肌瘦，头发干枯，没有光泽，烦躁易啼，头大颈细，腹胀青筋暴露。故治疗本病应在纠正上述不正确的喂养方法后，配合下列便方调理。

醋　方

1. 醋菔槟积方

【组　成】槟榔12克　枳实10克　莱菔子10克　醋适量

【制用法】前三味共研细末，调醋敷患处。

【适应证】治疗小儿积滞引起的腹痛。

2. 醋面白矾方

【组　成】白矾6克　面粉　醋各适量

【制用法】将白矾研末，加面粉调醋成糊状，敷涌泉穴。

【适应证】治疗小儿疳积。

3. 米醋猪胆膏

【组　成】米醋30毫升　猪胆1个

【制用法】二者同煎熬成稀膏状，每次服 10 毫升，1 日 2 次。

【适应证】治疗小儿食滞引起的胃痛。

4. 醋姜红糖茶

【组　成】生姜　醋各适量　红糖少许

【制用法】将生姜洗净切片，用醋浸一昼夜（醋量以浸没生姜片为度）。同时取生姜 3 片，加入红糖，以沸水冲泡，待温，代茶饮。

【适应证】治疗小儿消化不良之厌食症。

蛋　　方

1. 鸡蛋黄蜡方

【组　成】鸡蛋 1 枚　黄蜡 3 ~ 5 克

【制用法】先将黄蜡放锅内熔化，打入鸡蛋炒食。每日早晚各 1 次。

【适应证】治疗小儿积滞。

2. 鸡蛋葱白方

【组　成】鸡蛋 1 枚　葱白 50 克

【制用法】将生鸡蛋去壳，加入葱白，用布包好，右手握住，在胃部轻轻盘旋按摩，渐渐下移到腹部，至皮肤潮红为止。

【适应证】治疗小儿积滞。

3. 消积蛋黄方

【组　成】蛋黄数个

【制用法】将鸡蛋黄熬油食之。1 岁以下婴儿每日 1 个蛋黄的油，分 2 ~ 3 次服。1 岁以上每日食 2 个蛋黄的油。4 ~ 5 天为 1 疗程。

【适应证】治疗小儿积滞。

4. 疳积八味方

【组　成】山药 15 克　麦芽 15 克　茯苓 15 克　山楂 20

克 鸡内金 30 克 槟榔 15 克 莲子肉 15 克 鸡蛋 1 枚

【制用法】前七味共研细末，每次 5 克，加鸡蛋调匀蒸熟，加盐或白糖食用。每日 1~2 次。

【适应证】治疗小儿疳积。

5. 鸡蛋壁虎方

【组 成】鸡蛋 1 枚 活壁虎 1 只

【制用法】将壁虎放入鸡蛋内，湿纸封口，置新瓦片上焙干（存性），研细末。2~5 岁小儿服 1/3（其他年龄可适当增减）。

【适应证】治疗小儿重症疳积。

6. 鸡蛋蜈蚣方

【组 成】鸡蛋 1 枚 蜈蚣（大）1 条

【制用法】将蜈蚣研粉装鸡蛋内，湿纸封口，煨熟，去蛋壳，食蛋。每日 1 次。

【适应证】治疗小儿疳积。

7. 复方疳积方

【组 成】吴茱萸 12 克 香附 12 克 葎草 30 克 侧柏叶 30 克 鸡蛋清 1 个

【制用法】前四味共研细末，调鸡蛋清，敷肚脐（下丹田）。

【适应证】治疗小儿疳积。

8. 鸡壳粉方

【组 成】鸡蛋壳适量

【制用法】鸡蛋壳烤干，研粉（愈细越好）。每日服 2 次。6 个月~1 岁每次 0.5 克，1~2 岁每次服 1 克。

【适应证】治疗小儿积滞、营养不良、佝偻病。

七、泄 泻

泄泻是小儿常见疾病、多发病之一。以大便次数增多，粪便稀薄或如水样为主要特征。小儿体质柔弱，脾胃易伤，抵抗力低下，常因外受风寒暑湿邪气，内伤饮食，或饮食不洁而致脾胃运化功能失调发生泄泻。本病一年四季均可发生，并以夏秋季节较多，两岁以下婴幼儿更为常见。故要及时防治，以防泻下无度，损脾伤阴，消耗精微，以致精神萎靡或烦躁不安，皮肤干燥，眼窝前囟凹陷，哭无眼泪等"伤阴"、"脱水"重症，导致营养不良，影响生长发育等。

醋　　方

陈醋三辛方

【组　成】吴茱萸 30 克　丁香 2 克　胡椒 30 粒　陈醋适量

【制用法】将前三味研末和匀，每次用药末 1.5 克，调陈醋制成糊状，敷于患者脐部，外以纱布固定。每日换药 1 次。

【适应证】用于伤食、风寒和脾虚泄泻。

蛋　　方

1. 鸡蛋葎草方

【组　成】鸡蛋 1 枚　葎草 30 克

【制用法】上二味同煮至蛋熟，食蛋。同时用药液洗脚。

【适应证】治疗小儿腹泻。

2. 鲜蛋艾叶方

【组　成】鲜鸡蛋 2 枚　艾叶适量

【制用法】将鲜鸡蛋用艾叶包好，放灶火内烧熟，去壳食蛋。

【适应证】治疗小儿腹泻。

3. 鸡蛋白果方

【组　成】鸡蛋 1 枚　白果 2 枚

【制用法】白果去壳后放入鸡蛋内，以纸封口，隔水蒸熟，服食。每日1次，连服数次。

【适应证】治疗小儿腹泻。

4. 腹泻外敷方

【组　成】鸡蛋清1个　胡椒12克　艾叶30克　透骨草30克

【制用法】后三味共捣烂，调鸡蛋清，敷涌泉穴。

【适应证】治疗小儿腹泻。

5. 鸡蛋黄油方

【组　成】鸡蛋黄油适量。

【制用法】1岁以下婴幼儿每日服2毫升鸡蛋黄油，分2～3次服。1岁以上的每日服4毫升鸡蛋黄油。4～5天为1疗程。

【适应证】治疗单纯性消化不良引起的小儿腹泻、呕吐等。

6. 鸡蛋车前方

【组　成】鸡蛋1枚　鲜车前草30克

【制用法】将鲜车前草捣烂取汁，加鸡蛋调匀，蒸熟顿服。每日1次。

【适应证】治疗小儿腹泻。

7. 生山药蛋方

【组　成】鸡蛋黄3个　生山药30克

【制用法】将生山药研细粉，用凉开水调，煮二三沸，加入鸡蛋黄。每日空腹食2～3次。

【适应证】治疗小儿腹泻。

8. 蛋清大蒜方

【组　成】鸡蛋清1枚　大蒜12克

【制用法】将大蒜去皮捣烂，调鸡蛋清，敷涌泉穴。

【适应证】治疗小儿腹泻。

9. 腹泻敷足心方

【组　成】鸡蛋清1枚　绿豆粉9克

【制用法】将上二味调匀敷足心（涌泉穴）。若呕吐者敷囟门。

【适应证】治疗小儿腹泻。

10. 石榴皮蛋方

【组　成】鸡蛋1枚　石榴皮10克

【制用法】将鸡蛋加水煮熟，磕破。加入石榴皮再煮20分钟。吃蛋饮汤。每日1枚，连服3~5天。

【适应证】治疗小儿腹泻。

八、百 日 咳

百日咳是小儿时期常见的呼吸道传染病之一。临床以阵发性痉挛性咳嗽，咳后有特殊的吸气性吼声，即鸡鸣样的回声，最后倾吐痰沫而止为特征。现代医学认为，本病是由百日咳杆菌引起。中医学认为，由外感时行疠气侵入肺系，夹痰交结气道导致肺失肃降而发病。本病一年四季均可发生，但冬春两季尤多，且以5岁以下小儿为多见。病程较长，可持续2~3个月以上。可根据具体病情选用下列便方调治。

醋　　方

醋糖大蒜方

【组　成】大蒜3瓣　醋10毫升　白糖适量

【制用法】将大蒜（紫皮最好）切片，用白开水200毫升，泡15分钟左右，将蒜取出，加入白糖、醋，频频饮之，1日服完。

【适应证】治疗小儿百日咳。

蛋　方

1. 蛋紫麻黄方

【组　成】鸡蛋膜 12 张　紫菀 10 克　麻黄 1.5 克

【制用法】将鸡蛋膜焙干研末。紫菀、麻黄水煎 10 分钟，去渣，用药汁送服鸡蛋膜粉。每日 1 剂，连服 3~5 天。

【适应证】用于小儿百日咳初起有良效。

2. 蛋清童尿方

【组　成】鸡蛋清 1 枚　童尿 60 毫升

【制用法】将鸡蛋打碎搅匀放碗内，冲入童便调匀，再用刚开的水冲服。每日早晚各 1 次。

【适应证】治疗小儿百日咳。

3. 蛋油止咳方

【组　成】鸡蛋黄 3 个

【制用法】将鸡蛋黄熬油。5 岁以下一日分 2 次服，5 岁以上小儿可酌加。连服 5 日。

【适应证】治疗小儿百日咳。

4. 蛋蜜钱单方

【组　成】鸡蛋 1 枚　金钱草 30 克　蜂蜜 60 克

【制用法】水煎金钱草取浓汁，乘沸时冲鸡蛋，调入蜂蜜，搅匀顿服。每日 3 次。

【适应证】治疗小儿百日咳之痉咳期，咳即作吐，日轻夜重，眼睑浮肿或痰中带血等症。

九、麻　疹

麻疹是由麻疹病毒引起的小儿常见急性发疹性毒性传染病。本病相当于中医的麻证，属温热病范畴。临床常见症状：发热、怕风寒、鼻塞流涕、喷嚏、咳嗽、眼睛发红、泪水汪汪、怕光、两颊黏膜发红、耳络发红。可选用下列便方调治。

蛋　方

1. 蛋油荞麦粉方

【组　成】鸡蛋1枚　荞麦粉适量　香油3~5滴

【制用法】将上三味调匀，搓儿胸、背、四肢等处，使疹出既快又匀。

【适应证】治疗小儿麻疹。

2. 蛋浸童尿方

【组　成】鸡蛋数枚　新鲜童尿适量

【制用法】将鸡蛋用针戳若干小孔，浸入新鲜童尿中，放在低温处（保持2℃~12℃）3~4昼夜，取出用水冲洗。加凉水文火煮熟。去壳吃蛋。每日1次，不拘量。连吃1周。

【适应证】可预防小儿麻疹。

3. 蛋清外擦方

【组　成】蛋清1个　棉球适量

【制用法】用棉球浸蘸鸡蛋清，顺时针方向擦关元穴。如擦至显示出数条如发的乌丝，即可达到预防疾病的效果。

【适应证】治疗小儿麻疹。

十、白　喉

白喉是由于白喉杆菌引起的急性传染病。临床特征为咽喉或鼻黏膜充血、肿胀与假膜形成，以及由毒素引起的全身中毒症状。与中医的白喉、喉风相似。多因肺肾阴虚，又感燥气及时疫，毒火结于咽部，耗气伤阴所致。治以清热解毒利咽喉，并兼以养阴生津。

醋　方

1. 醋益母草方

【组　成】鲜益母草叶适量　醋（20%）适量

【制用法】将鲜益母草叶捣汁，滤汁中加入20%醋调和，涂咽喉。每1~2小时1次。如遇分泌液阻塞，速用消毒棉签深入喉部涂搅，以吐出黏液。

【适应证】用于治疗白喉。

2. 冰醋青霜方

【组　成】鲜万年青根10克　醋15毫升　百草霜2克冰片少许

【制用法】将醋置粗瓷碗内用鲜万年青磨之，磨至药汁黏手为度。另将百草霜和冰片共研细末装瓶备用。先以压舌板暴露咽喉，用一根筷子剖开一端，缚上洁净纱布，蘸磨好的药汁将咽喉假膜拭擦至全部脱去并吐出（吐出之黏液及假膜越多越好），再用小竹筒将药末吹之咽喉，闭口2分钟。每30~60分钟用药1次，直至痊愈。

【适应证】治疗白喉。

十一、杂　病

醋　方

1. 醋蔓荆子方

【组　成】醋适量　蔓荆子120克

【制用法】将蔓荆子焙干研末，调醋涂患处。

【适应证】治疗小儿白秃（黄癣）。

2. 龙骨浸醋方

【组　成】龙骨　醋各适量

【制用法】龙骨浸醋一昼夜后焙干研末，敷脐上，纱布覆盖，每日1次。

【适应证】治疗小儿脐中出水。

3. 小儿抽搐方

【组　成】代赭石12克　醋适量

【制用法】代赭石研末，调醋，敷涌泉穴。

【适应证】治疗小儿抽搐（惊风）。

4. 醋麦穰草方

【组　成】醋250毫升　小麦25克　穰草3握

【制用法】穰草铡碎，和小麦加水煎数沸，放入醋，再微沸，去渣放温洗足。

【适应证】治疗小儿冻脚或痒或痛。

5. 食醋减肥方

【组　成】食醋适量

【制用法】每日1次，每次饮10毫升。

【适应证】用于小儿肥胖病。

6. 醋荞麦粉方

【组　成】醋　荞麦粉（或豆豉）各适量

【制用法】上二味调粥，敷患处，早晚更换，至痊愈止。

【适应证】治疗小儿丹毒。

7. 醋大黄粉方

【组　成】醋适量　大黄粉5克

【制用法】将上二味调成糊状，涂患处。每日2次，直至痊愈。

【适应证】治疗小儿热疖疼痛。

8. 醋瓜蒌方

【组　成】酽醋　瓜蒌各适量

【制用法】瓜蒌碾为细末，和酽醋调匀涂患处。

【适应证】治疗小儿因风热客于经络，随气行移，流走肌肤而致赤肿疼痛，风热游肿。

9. 醋桃青皮方

【组　成】醋　桃树青皮各适量

【制用法】将桃树青皮研末，以醋调和，频敷患处。可解毒杀虫。

【适应证】治疗小儿湿癣。

10. 醋麸葱白方

【组　成】醋500毫升　麦麸500克　葱白5根

【制用法】上三味共入锅内置炭火上加热，搅成糊状，趁热用净布包裹，熨小腹20～30分钟。必须反复加热，使温度保持在70℃左右。操作完毕，令患儿卧床盖被休息，见出汗得效。

【适应证】治疗小儿疝气。

11. 醋黑胡椒方

【组　成】醋适量　黑胡椒7粒

【制用法】黑胡椒捣烂后加醋，面粉调成糊状，置于无菌敷料上，贴会阴部，胶布固定。隔日换药，连用2～3次。

【适应证】治疗小儿疝气。

12. 阴囊肿大方

【组　成】醋适量

【制用法】将醋涂患处少许，待一会儿用温水洗去。

【适应证】治疗小儿阴囊肿大（疝气）。

蛋　　方

1. 脱肛蛋麻方

【组　成】鸡蛋1枚　升麻1克

【制用法】将鸡蛋开一小孔，升麻研末装入蛋内，用纸封口，蒸熟。去蛋壳及升麻，食之。每日1枚。

【适应证】治疗小儿脱肛。

2. 大脑发育方

【组　成】鸡蛋2枚　绿茶1克　蜂蜜25克

【制用法】上三味加水300毫升，煮沸后至蛋熟。每日早餐后服1次。45天为1疗程。

【适应证】治疗小儿大脑发育不良。

3. 鸡蛋黄乳汁方

【组　成】鸡蛋黄　乳汁各适量

【制用法】将上二味搅均匀，量儿大小服用。

【适应证】治疗小儿癫痫。

4. 白矾鸡蛋方

【组　成】白矾 1 克　鸡蛋 1 枚

【制用法】将鸡蛋开口，加入白矾，用湿面粉密封，蒸熟，食之，一次吃完。每隔 7 日 1 次。要坚持服半年以上。

【适应证】治疗小儿癫痫。

5. 蛋壳猪油方

【组　成】鸡蛋壳　猪油各适量

【制用法】鸡蛋壳焙干研末，与猪油调匀敷患处。每日 1 次。

【适应证】治疗小儿头身疮疖。

6. 蛋葱猪肝方

【组　成】鸡蛋 1 枚　猪肝 100 克　葱白 5 根

【制用法】猪肝切片，加水煮汤，打入鸡蛋，放入葱白，再煮片刻，调味服食。一次食用。常食有效。

【适应证】治疗小儿角膜软化症。

7. 鸡蛋清白糖方

【组　成】鸡蛋清 2 个　白糖 50 克

【制用法】上二味调匀，以沸水冲熟，待温后顿服，每日 2 次。

【适应证】治疗小儿鼻衄（鼻出血）。

8. 小儿尿血方

【组　成】鸡蛋 2 枚　六月雪根 60 克　灯心草 15 克

【制用法】上三味加水同煮至蛋熟，去渣及蛋壳。早晚空腹服。

【适应证】治疗小儿尿血。

9. 小儿遗尿方

【组　成】鸡蛋1枚　白胡椒5粒

【制用法】将鸡蛋打一小孔，装入白胡椒，湿纸封口，蒸熟。五岁以下的小儿吃1枚。连服7日。

【适应证】治疗小儿遗尿。

10. 金樱子蛋方

【组　成】鸡蛋1枚　金樱子10克

【制用法】金樱子去外刺及内瓤，和蛋加水同炖煮，喝汤吃蛋。

【适应证】治疗小儿肾虚遗尿。

11. 小儿夜啼方

【组　成】鸡蛋壳适量

【制用法】将鸡蛋壳炒黄研细末。每日2次，每次1.5~3克，和在粥里或蘸在乳头上吃。

【适应证】治疗小儿夜啼。亦治惊厥抽搐。

12. 阿胶末蛋方

【组　成】鲜鸡蛋1枚　阿胶末10克　油　盐各少许

【制用法】将鸡蛋打入沸水中，加入阿胶末和油、盐。每日1剂。连服数日。

【适应证】治疗小儿夜啼。亦治惊厥抽搐。

13. 凤凰衣茶油方

【组　成】凤凰衣2枚　茶油适量

【制用法】将凤凰衣煅干存性，研末，调茶油，涂红肿处。每日3~4次。

【适应证】治疗小儿龟头红肿无痛尿如常。

14. 先天梅毒方

【组　成】鸡蛋黄5枚　乱头发1团

【制用法】将乱头发用茶麸水洗净，同鸡蛋黄熬成油。用时先用茶末煎浓液洗红肿处，擦干后涂药油。每日2次。

【适应证】治疗小儿先天性梅毒。

15. 蛋栀冰雄方

【组　成】鸡蛋1枚　栀子6克　明雄8克　冰片0.6克

【制用法】将后三味共研细末，调鸡蛋清，敷神阙穴。

【适应证】治疗小儿惊厥抽搐。

16. 热鸡蛋方

【组　成】鲜鸡蛋4枚

【制用法】将鲜鸡蛋煮熟去壳，趁热在小儿身上自上而下滚动，不能逆滚，待冷再换1枚，直至用完。

【适应证】治疗小儿惊厥抽搐。

17. 脐带感染方

【组　成】鸡蛋清适量

【制用法】用手指蘸鸡蛋清擦小儿前胸、后背、尾椎骨等处。

【适应证】治疗小儿四六风，初生时脐带感染（破伤风杆菌）而致。

18. 湿疹蛋油方

【组　成】鸡蛋黄3个

【制用法】将鸡蛋黄熬油，涂患处。每日3~4次。

【适应证】治疗无渗出液的婴儿湿疹有效。治疗期间，忌用水洗患处。亦治小儿龟头溃烂。

19. 蛋清赤豆方

【组　成】赤豆适量　鸡蛋清1个

【制用法】将赤豆研粉，用鸡蛋清调匀涂患处。

【适应证】治疗婴儿湿疹。

20. 生鲜鸡蛋方

【组　成】鲜鸡蛋1枚

【制用法】将生鲜鸡蛋去壳喂之，每日1次。

【适应证】治疗咽喉疼痛。

21. 生蛋木耳方

【组　成】鸡蛋1枚　木耳15克

【制用法】将木耳晒干、研末，鸡蛋打散与之调匀。每日分3～4次喂食。

【适应证】治疗小儿乳蛾红肿疼痛。

22. 糖蛋骨胎方

【组　成】炒鸡蛋壳20克　醋炒鱼骨50克　胎盘粉7克白糖25克

【制用法】共为细末。每日3次，每次0.5克，宜久服。

【适应证】治疗小儿佝偻病。

醋　蛋　方

癫痫醋蛋方

【组　成】蓖麻根60克　鸡蛋1～2个黑醋适量

【制用法】将鸡蛋破壳煎熟，再入黑醋、红蓖麻根再煎。每日服1剂，连服数日。

【适应证】用于治疗小儿癫痫。

第十五章　五官科疾病

一、眼部疾患

眼的疾病类型繁多，本篇仅介绍麦粒肿、睑缘炎、青光眼、白内障、结膜炎、夜盲症等眼病的便方。

麦粒肿的发生，乃风热相搏，客于眼睑，或过食辛辣炙烤食物，致脾胃蕴积热毒上攻于目，二者均使营卫失调，气血凝滞，热毒壅阻于眼睑经络皮肤之间。症见眼睑患处皮肤红肿疼痛，硬结，形如麦粒。

睑缘炎中医称作睑弦赤烂，是因脾胃蕴积湿热或内挟心火，复受风邪，风与湿热相搏，停聚于眼睑所致。症见眼睑缘红赤溃烂，涩痒并作，频喜揉擦，亦有复发。

青光眼中医称绿风内障，有多种不同类型，但以原发性者居多，多见于老年人。因劳神过度，暗耗真阴，肝肾亏损，导致阴虚阳亢；或肝气郁结，化火生风，肝风上扰所致。症见眼压升高，视力减退，甚至失明等。

白内障多见于老年人，中医称圆翳内障。因肝肾两亏，脾肾虚衰，精血不足，脾失运化；或年老体衰气弱，精气不能上荣所致。症见晶体混浊，视力下降，甚至丧失。

夜盲症中医称雀目。多由脾阳不足，脾肾阳虚，生气之源衰竭所致。症状为黄昏后视不见物，并可伴随多种全身症状。

结膜炎，多由外受风热毒邪，内兼脾胃湿热蕴积，热攻血分，内热毒邪相搏，肝火乘扰，阻滞经络，致气滞血瘀于目所致。症见眼红干涩，眼眵多，肿痛烧灼，或红肿流泪，刺痛畏光等。

醋　方

1. 蛇蜕浸醋方

【组　成】蛇蜕　醋适量

【制用法】将蛇蜕浸入醋中备用。将蛇蜕捞出，贴于外眼睑患部。

【适应证】治疗麦粒肿。

2. 生地汁醋方

【组　成】鲜生地20克　醋适量

【制用法】将鲜生地捣烂取汁，与等量醋调匀，搽患处。每日3~4次。

【适应证】治疗麦粒肿，对红痛较重，并有明显睑肿者特别有效。

3. 玉枢丹醋方

【组　成】玉枢丹10克　醋适量

【制用法】玉枢丹研末，与醋调匀，涂患处。

【适应证】治疗麦粒肿。

4. 蚕砂醋调方

【组　成】蚕砂4~6克　醋适量

【制用法】蚕砂置瓦片上焙焦，研极细末，醋调成糊状，涂患处。每日2~3次。

【适应证】治疗睑缘炎。睑缘毛囊根部皮肤潮红糜烂，附有白色或黄色的痂皮，揭去痂皮可见出血与溃疡，睫毛胶着成束，甚至脱落，痒痛甚重，经久不愈。

5. 醋拌羊肝方

【组　成】青羊肝1具　醋　盐　酱油各少许

【制用法】将青羊肝煮熟，切成薄片，再将酱油、醋、盐放入碗内调匀，倒在肝片上拌匀即成。顿服。每日1次，连服7天。

【适应证】治疗夜盲及目赤热痛，视物不清。

蛋　　方

1. 枯矾蛋清方

【组　成】枯白矾 2~3 克　鸡蛋清 1 个

【制用法】将枯白矾研细末，用鸡蛋清调匀，涂患处。每日 2~3 次，保持湿润。

【适应证】麦粒肿、暴发火眼，昼夜疼痛不止。

2. 牛奶冲鸡蛋方

【组　成】牛奶 1 杯　鸡蛋 1 枚

【制用法】将鸡蛋打散后，冲入牛奶，煮沸后食服。或加适量蜂蜜。每日服 1 次，连服数日。

【制用法】治疗角膜软化症，近视眼，老年白内障等。

3. 蛋黄油膏

【组　成】蛋黄油 2.5 毫升　硼酸粉 0.5 克　凡士林 50 克　薄荷少许

【制用法】将薄荷研细末，与蛋黄油、硼酸粉、凡士林调匀，制成 5% 蛋黄油膏。每日搽患处 8 次。

【适应证】治疗角膜炎。

4. 木耳茶叶鸡蛋方

【组　成】木耳 25 克　绿茶叶 10 克　鸡蛋 2 枚

【制用法】将木耳、绿茶叶及鸡蛋加清水 2 碗煮成 1 碗。一次服完。蛋和木耳可食。

【适应证】治疗红眼病，眼痛灼热，红肿流泪，刺痛，畏光。

5. 凤凰衣地骨皮散

【组　成】凤凰衣（鸡蛋膜）3 克　地骨皮 3 克

【制用法】将凤凰衣焙干，与地骨皮共研细末，取少量吹入鼻中。每日 3 次。

【适应证】治疗红眼病，风眼肿痛。

6. 胆矾冰片蛋黄油方

【组　成】胆矾0.2克　冰片1克　蛋黄油适量

【制用法】将胆矾、冰片共研细末，入蛋黄油调匀，涂患处。每日2~3次。

【适应证】治疗睑缘炎。

7. 枸杞鸡蛋方

【组　成】鸡蛋2枚　枸杞子30克

【制用法】将鸡蛋、枸杞子加适量清水共煎煮，蛋熟去壳再煮。喝汤食蛋，连服3~5天。

【适应证】治疗视力减退。

8. 杞子枣子鸡蛋方

【组　成】枸杞子15~30克　枣6~8枚　鸡蛋2枚

【制用法】将枸杞子、枣、鸡蛋加适量清水同煮。蛋熟去壳再煮半小时，吃蛋饮汤。每日或隔日服1次。

【适应证】治疗近视眼。

9. 猪肝葱白鸡蛋汤

【组　成】猪肝200克　鸡蛋2枚　葱白适量

【制用法】猪肝加水煮汤，然后打入鸡蛋，加入葱白，再煮片刻，加调料。服食。

【适应证】用于近视眼。

10. 菟丝子鸡蛋方

【组　成】鸡蛋1枚　菟丝子10克

【制用法】将菟丝子研末，打入鸡蛋，搅匀，煎食。

【适应证】用于近视眼属肝血不足者。

11. 猪肝豆豉葱白鸡蛋汤

【组　成】猪肝100克　豆豉　葱白各适量　鸡蛋2枚

【制用法】将猪肝加水，文火煲汤，加豆豉、葱白，再打入鸡蛋，熟后服食。常食效果更佳。

【适应证】用于弱视、远视及雀目。

12. 猪肝鸡蛋粳米方

【组　成】猪肝 50 克　鸡蛋 1 只　粳米 50 克　盐　姜　味精各少许

【制用法】将猪肝切细，与米煮粥，粥成后打入鸡蛋，加盐、姜、味精等调料，调匀，再稍煮。空腹食用。

【适应证】适于夜盲症。

13. 兔肝鸡蛋汤

【组　成】鲜兔肝 2 只　鸡蛋 1 枚　油　盐各适量

【制用法】将鲜兔肝用沸水烫至半熟，加油、盐调味，文火煮。肝熟后打入鸡蛋。常食有效。

【适应证】治疗夜盲症。

14. 鱼肝鸡蛋豆豉方

【组　成】鱼肝 1 块　鸡蛋 2 枚　豆豉 25 克

【制用法】将鱼肝、鸡蛋及豆豉共蒸熟食用。

【适应证】治疗夜盲症。

15. 鸡肝鸡蛋方

【组　成】鸡肝 1 具　鸡蛋 1 枚

【制用法】将鸡肝切碎，打入鲜鸡蛋，搅匀生食。

【适应证】治疗风热肝火所致之眼目生云翳，眼目赤肿疼痛。

16. 牛奶核桃仁冲鸡蛋方

【组　成】牛奶 1 杯　鸡蛋 1 枚　炒核桃仁 1 匙　蜂蜜 2 匙

【制用法】将炒核桃仁捣烂。鸡蛋打碎，冲入牛奶，加核桃仁和蜂蜜，煮熟食用。

【适应证】适用于原发性青光眼。

二、口齿病患

口　疮

　　口疮又名口疡、口疳、口破。是指口舌疮疡或溃烂的一种病证，局部灼痛，常反复发作久久不愈。多由心脾积热，外感热邪，或阴虚阳亢，或虚阳浮越而致。多发于唇内侧，其次是舌头、舌缘、舌腹、两颊、舌底、上腭等部位。通常每次只出现一个或几个，初起为细小的红点，局部灼热，随后红点逐渐扩大并溃烂，形成绿豆大小的有凹、黄、红、痛四个特征的溃烂点。若调治不当，则反复发作，溃烂面扩大变深，数目增多，疼痛剧烈，甚至伴发热等全身症状。可见于西医的复发性口疮、白塞综合征、创伤性口腔黏膜溃疡、口腔黏膜结核性溃疡、许多感染性疾病伴发的口腔溃疡及各种内科疾患所并发的口腔溃疡。

醋　方

1. 醋调吴茱萸方

【组　成】吴茱萸15克　醋适量

【制用法】将吴茱萸炒焦研末，用醋调成糊状，敷双脚涌泉穴。

【适应证】适应于口疮、口臭及咽痛。

2. 醋调地龙吴茱萸方

【组　成】干地龙10条　吴茱萸1.8克　面粉　醋各适量

【制用法】将干地龙、吴茱萸共研细末，和面粉，用醋调成糊状。敷两足心，包扎，每日1~2次。

【适应证】用于阴虚火旺之口疮。

蛋　　方

1. 蛋黄油涂剂

【组　成】蛋黄油适量　1∶5000 高锰酸钾溶液　淡盐水适量

【制用法】先用高锰酸钾溶液洗净溃疡（疮）面，再用淡盐水把局部坏死组织及高锰酸钾溶液洗干净，然后用蛋黄油涂患处。每日 1~2 次。

【适应证】适用于急性溃疡口腔炎。

2. 黄连蛋黄油涂剂

【组　成】川黄连 6 克　蛋黄油适量

【制用法】将川黄连研细末与蛋黄油调和，涂溃疡处。

【适应证】适应于心脾积热复感火、热、燥邪及阴虚火旺所致的口疮。

3. 鸡蛋膜贴剂

【组　成】鸡蛋膜 1 片　淡盐水 20 毫升

【制用法】鸡蛋膜用淡盐水浸泡数分钟，贴患处。

【适应证】适应于各种口疮。

口　　臭

口臭指口内出气臭秽。是某些口腔疾病（如口糜、口疮、龋齿）、鼻咽喉疾病（如鼻渊、乳蛾）和其他疾病（如肺痈、胃火、食滞）所致的一个症状。多由脾热、胃火、肺热、食滞、气郁、血瘀、脾虚等多种因素引起。

醋　　方

一味醋饮

【组　成】醋适量

【制用法】将适量醋饮下。

【适应证】适用于各种口臭，对食大蒜后引起的口臭特别有效。

口齿其他疾患

醋　　方

1. 醋水漱口液

【组　成】醋50毫升　冷开水50毫升

【制用法】醋加冷开水混匀，频频含漱。每日2次，每次3~4毫升，连用14天。

【适应证】治疗牙周炎。

2. 玉竹旱莲草加醋方

【组　成】玉竹15克　旱莲草9克　醋适量

【制用法】玉竹和旱莲草煎水，加醋后服用。每日1剂，连服至愈为止。

【适应证】治疗牙龈出血。

3. 醋煎花椒含漱液

【组　成】醋60毫升　花椒15克

【制用法】醋内加入花椒煎10分钟，待温含漱。

【适应证】治疗牙痛。

4. 茶叶水加醋含漱液

【组　成】茶叶3克　醋1毫升

【制用法】先将茶叶用开水冲泡5分钟，去茶叶，加入醋，含漱，每日2~3次。

【适应证】治疗牙痛。

蛋　　方

1. 蛋黄油外涂方

【组　成】鸡蛋2~3枚

【制用法】取蛋黄制油，外涂患处。

【适应证】治疗剥脱性唇炎。

2. 酒煎鸡蛋方

【组　成】白酒100毫升　鸡蛋1只

【制用法】将白酒倒入瓷碗内，用火点燃白酒后，立即将鸡蛋打入，不搅动，不放任何调料，待火熄蛋熟，冷后，1次食下。每日2次，轻者1次，重者3次。

【适应证】治疗牙周炎。

3. 蜂窝煮鸡蛋方

【组　成】蜜蜂窝1个　鸡蛋1枚

【制用法】将蜜蜂窝用新布包扎，加水2碗，打入鸡蛋，煮熟内服。

【适应证】用于治疗牙痛。

4. 金牛根煮鸡蛋方

【组　成】入地金牛根15克　鸡蛋1枚

【制用法】将入地金牛根、鸡蛋加清水2碗同煮，蛋熟去壳再煮片刻，成1碗，喝汤食蛋。

【适应证】治疗各种原因所致牙痛。

5. 地稔根煮鸡蛋方

【组　成】鲜地稔根30克　鸡蛋3~5枚

【制用法】将鲜地稔根洗净去粗皮，与鸡蛋同置砂锅内，加水500毫升煮20分钟时，将蛋壳轻轻敲裂，再煮，去药渣，食蛋喝汤。每日2次，连服2~3天。

【适应证】治疗牙痛。

6. 沙参煮鸡蛋方

【组　成】鸡蛋2枚　沙参30克

【制用法】将鸡蛋、沙参加清水2碗同煮，蛋熟去壳再煮半小时，加冰糖或白糖，喝汤食蛋。

【适应证】治疗牙痛。

7. 白酒煎蛋清方

【组　成】白酒50毫升　鸡蛋清2个

【制用法】将白酒置碗中点燃，倒入蛋清，以火熄为度。痛时1次服之。

【适应证】治疗牙痛，对风火牙痛疗效特别好。

8. 生地鸡蛋黄方

【组　成】生地30克　鸡蛋黄2枚　冰糖少许

【制用法】水煎生地取汁，趁热打入鸡蛋黄，搅匀，加冰糖溶化。每日1次，早上空腹服。

【适应证】治疗牙痛。对肾阴不足，虚火上炎所致牙痛最适宜。

9. 炒苍耳子鸡蛋方

【组　成】苍耳子10克　鸡蛋2枚

【制用法】将苍耳子炒黄去刺捣破，同鸡蛋共煮半小时，去渣，连汤服。

【制用法】治疗牙痛兼恶寒发热之表证。

10. 黄蜂窝鸡蛋方

【组　成】黄蜂窝1只　鸡蛋1枚

【制用法】先将黄蜂窝放入火灰中煨2分钟，取出，去灰，与鸡蛋用水煮至蛋熟，去渣，一次服下。

【适应证】治疗牙痛。对龋齿牙痛尤效。

三、喉痹和骨鲠

喉痹是以咽喉部红肿疼痛或不适、干痒、灼热感为主要表现的一种证候，多由风热邪毒、脏腑亏损、虚火上炎所致。临床常见患者咽部干燥灼热，吞咽不利，或疼痛逐渐加剧，言语艰涩，咽喉梗塞感，或咽痒，咳嗽，或受刺激引起恶心干呕。本病类似于西医的急性咽炎、慢性咽炎等。

骨鲠是指鱼骨或其他骨类鲠于咽喉或食道，以致咽喉疼痛、吞咽不利，甚至因此感染邪毒，而致咽喉肌膜腐烂化脓，更重者，有引起窒息的危险。

醋　方

1. 鱼骨卡喉醋方

【组　成】醋 120 克

【制用法】先将醋缓缓喝下，再大口嚼咽馒头。或单将醋含于口中，慢慢咽下亦可。

【适应证】治疗鱼骨卡喉、年糕鲠喉。

2. 醋威灵仙汤

【组　成】醋 250 毫升　威灵仙 30 克

【制用法】先用 150 毫升醋加水 1 碗煎煮威灵仙，煎至半碗去渣后再加入 100 毫升醋。慢慢吞服。

【适应证】治疗鱼骨鲠喉。

3. 醋水漱口液

【组　成】醋 50 毫升　凉开水 50 毫升

【制用法】将醋与水混匀，不拘时漱口。

【适应证】治疗咽痛。

4. 橄榄灵仙醋汤

【组　成】醋 150 毫升　咸橄榄 2 只　威灵仙 15 克

【制用法】将醋、咸橄榄、威灵仙共煎汤，慢慢咽下。

【适应证】治疗鱼骨卡喉。

5. 鸭涎调醋治骨鲠方

【组　成】大雄鸭 1 只　醋适量

【制用法】大雄鸭禁食 1 天，洗净口中污物，双脚吊起，鸭嘴下放 1 碗，接取鸭涎（唾液）。鸭涎调醋含于口中，徐徐咽下。

【适应证】治疗骨鲠。

蛋　方

1. 木鳖子鸡蛋方

【组　成】木鳖子1克　鸡蛋1枚

【制用法】把木鳖子焙干研末，与鸡蛋相和，蒸熟。一次服下，每日早晚各1次。

【适应证】适用于慢性咽喉炎。

2. 地龙鸡蛋清方

【组　成】活蚯蚓1条　鸡蛋清1个

【制用法】先把蚯蚓浸泡洗净捣烂，与鸡蛋调和，一次服下。

【适应证】适用于咽喉红肿，吞咽困难，呼吸不利之喉痹。

3. 蜂蜜鸡蛋方

【组　成】生蜂蜜20克　香油数滴　鸡蛋1枚

【制用法】将鸡蛋打入碗中，搅匀，取极沸水冲熟，调入蜂蜜及香油，顿服。1日2次，早晚空腹服。

【适应证】适用于肺胃虚火，阴津枯燥类的慢性咽喉炎。

4. 牙皂鸡蛋清方

【组　成】猪牙皂角1.5克　鸡蛋清1个

【制用法】将皂角研细末，用鸡子清和匀，噙口内或开水送服，使口水流出为度。

【适应证】可治疗一切咽喉疾患，对于痰盛咽肿者疗效尤佳。

5. 萝卜汁鸡蛋方

【组　成】萝卜汁250毫升　鸡蛋1枚

【制用法】将萝卜汁蒸熟。鸡蛋去壳吞服，随后饮热萝卜汁。

【适应证】治疗慢性咽喉炎。

6. 鸡蛋沙参方

【组　成】鸡蛋2枚　沙参30克

【制用法】将鸡蛋、沙参加清水两碗同煮，蛋熟去壳再煮半小时，加冰糖或白糖，喝汤食蛋。

【适应证】治疗阴虚火旺引起的慢性咽喉痛、咽干痒等。

7. 鸡蛋内膜煎

【组　成】鸡蛋内膜1个　玉蝴蝶3克　胖大海2个　生甘草6克

【制用法】将鸡蛋膜、玉蝴蝶等，加水煎服。

【适应证】适用于肺胃阴虚，虚火上炎引起的咽喉炎、失音等。

8. 复方蛋黄煎剂

【组　成】鸡蛋黄2个　生地15~20克　百合12克　珍珠母18克　白芍10克　川连5克

【制用法】先水煎珍珠母，后入生地、百合、白芍、川连，再调入鸡蛋黄，取汤服用。每日1剂，分2次服。

【适应证】用于虚火上炎引起的咽炎。

9. 罗汉果鸡子内膜方

【组　成】鸡蛋内膜9克　罗汉果半只　生地20~30克　麦冬15克

【制用法】将鸡蛋内膜、罗汉果、生地、麦冬共水煎。每日1剂内服。

【适应证】治疗阴虚内热所致咽喉干痛、失音等。

10. 天冬蜂蜜蛋膜方

【组　成】鸡蛋膜5克　天冬12克　蜂蜜1匙

【制用法】将鸡蛋膜、天冬、蜂蜜共置于碗中，加水适量，隔水炖后饮汁。

【适应证】用于治疗慢性喉炎。

醋　蛋　方

1. 失音醋蛋方

【组　成】醋 250 毫升　鸡蛋 1 枚

【制用法】将醋和鸡蛋同放锅内煮 15 分钟，蛋去壳入醋续煮 15 分钟后，喝少量醋并食蛋。每日 1 剂，每剂分 2 次服，连服 2~3 天。

【适应证】用于治疗失音，急性声带发炎者。

2. 醋蛋半夏方

【组　成】半夏 14 枚　鸡蛋 1 枚　醋适量

【制用法】将半夏洗净，破如枣核大。鸡蛋去黄，把醋和半夏纳鸡蛋壳中，放火上滚 3 沸，去渣，少少含咽之。

【适应证】治咽中生疮属痰热伤咽者。

3. 咽痛音哑方

【组　成】醋 70 毫升　制半夏 6 克　鸡蛋 2 枚

【制用法】将半夏研成细粉，与蛋清及醋搅匀，煮沸待温时含于口内 1~2 分钟后吞服。或先将半夏加水 400 毫升煎 20 分钟，去渣，将醋加入煎汁，待药稍冷时加入鲜鸡蛋清搅匀即可服用。每日 1 剂，不拘时间，服时徐徐咽下。

【适应证】治疗慢性咽喉痛，声音沙哑。

四、鼻部疾患

鼻病的发生是由于外邪入侵，正邪相争，邪盛正虚，造成阴阳失调而为病。邪毒侵袭鼻窍，致肺之清肃宣降失常，症见鼻塞流涕等；若内外邪毒郁而化火，迫血外溢，血不循经，可致鼻衄；胆经热盛、脾胃湿热、邪热湿毒壅滞血脉，蒸灼肌膜，气血凝聚，则症见鼻塞，流黄脓涕，鼻膜红肿，头痛等。其他如肺脏虚损、脾虚、肾元亏损皆易为邪毒所犯，致邪毒湿浊滞留停聚鼻窍而患鼻部疾患。

醋　　方

1. 一味醋止衄方

【组　成】醋　药棉适量

【制用法】用药棉蘸醋，塞入出血鼻孔内。

【适应证】治疗鼻衄。

2. 盐水醋饮方

【组　成】冷开水 300 毫升　食盐 5 克　醋 100 ~ 150 毫升（以上为 1 次量）

【制用法】将盐充分溶化于冷开水中，先饮冷盐开水，间隔 2 ~ 3 分钟，再饮醋。早晚各 1 次，连服 3 天。

【适应证】治疗鼻衄。注意：有胃肠道疾患者会有轻度上腹部不适或恶心感。胃酸过多者忌用。

蛋　　方

1. 辛夷花煲鸡蛋

【组　成】辛夷花 12 克　鸡蛋 2 个

【制用法】辛夷花、鸡蛋加清水适量同煮，蛋熟去壳再煮，饮汤吃蛋。

【适应证】治疗慢性鼻炎、鼻窦炎、鼻塞不通等。

2. 蛋黄油加冰片方

【组　成】蛋黄油适量　冰片少许

【制用法】冰片研细末，与蛋黄油调匀，滴鼻。每日 1 ~ 2 次，每次 1 ~ 2 滴。

【适应证】治疗鼻窦炎。

3. 大蓟根煮鸡蛋

【组　成】鸡蛋 2 ~ 3 枚　鲜大蓟根 150 克

【制用法】将鸡蛋、鲜大蓟根加适量清水共煮，吃蛋喝汤。

【适应证】治疗鼻窦炎。治疗期间忌食辛辣刺激性食物。

4. 柏仁煮鸡蛋方

【组　成】侧柏仁 30 克　鲜鸡蛋 5 枚

【制用法】将侧柏仁、鲜鸡蛋加适量水用文火煮 2 小时，取出用水凉过，只吃蛋。每日 1 剂，分数次服食。连服 3 日。

【适应证】治疗鼻炎。

5. 白鸡冠花鸡蛋方

【组　成】白鸡冠花 15~30 克　鸡蛋 1 枚

【制用法】将鸡蛋、白鸡冠花加清水 2 碗煎至 1 碗，鸡蛋去壳放入再煮，去渣吃蛋。每日 1 剂，分数次服食，连服 3 日。

【适应证】治疗鼻衄。

6. 鸡蛋壳粉外用方

【组　成】鸡蛋壳粉 6 克　食盐　维生素 C 各适量

【制用法】将鸡蛋壳粉、食盐及维生素 C（研面）混匀，每日 3 次分服。连服 2~7 日，同时用棉球蘸药粉塞鼻。

【适应证】治疗鼻衄。

7. 韭菜根鸡蛋方

【组　成】鲜韭菜根 200 克　鲜鸡蛋 1 枚　白糖适量

【适应证】将鲜韭菜根、鲜鸡蛋及白糖，加清水适量同煮，蛋熟后，先吃蛋，后喝汤。

【适应证】治疗鼻衄。

五、耳部疾患

耳的疾病是由于致病邪毒侵犯，使机体正常生理功能失调，发生病理变化而致的。常见病因有：外感风、热、湿邪；或脏腑功能失调等。若肝胆二经失健，邪毒得以乘机直犯耳窍，结聚不散，遂致气血凝滞而成病，症见耳痒、耳内胀闷、耳内堵塞感、耳微痛、耳鸣耳聋等。若肝胆湿热熏蒸，以致气血凝滞，经络阻塞，肌膜内腐，症见壮热，耳红肿剧痛，流脓等。若邪犯心经，心火炽热，炼津为痰，痰火内扰，症见耳脓增多、剧痛、高热、烦躁，甚则神昏等。若肾精亏损，肾阳不足，均可出现耳聋、耳鸣、眩晕、耳胀痛、流脓等。西医的耳科疾病如有对症者，均可参考本篇疗法。

醋　　方

胡椒粉调醋方

【组　成】胡椒粉10克　醋100毫升

【制用法】将胡椒粉和醋调匀，滴入耳内，虫即出。

【适应证】治疗虫入耳。

蛋　　方

1. 蛋黄油滴剂

【组　成】蛋黄油适量

【制用法】用蛋黄油滴耳。每日3~4次。

【适应证】治疗中耳炎。

2. 蛋黄油加冰片方

【组　成】蛋黄油适量　冰片1.2克

【制用法】将冰片研细末，与蛋黄油和匀，滴耳。每日3~4次，每次3~4滴，一般4天为1疗程。

【适应证】治疗中耳炎。

3. 鸡蛋清香油方

【组　成】鸡蛋清　香油各等份

【制用法】将鸡蛋清与香油充分搅和，用时先将耳内脓液清洗干净，滴2~5滴。每日1次。

【适应证】治疗中耳炎。

4. 白矾鸡蛋散

【组　成】白矾6克　鸡蛋1枚

【制用法】将白矾研细粉，加入鸡蛋内，湿纸封口，置火炉上煅焦存性，研为极细末。将耳底脓汁擦净，吹入药末。

【适应证】治疗外耳道感染。

5. 鸡蛋巴豆滴耳液

【组　成】鸡蛋1枚　巴豆1粒

【制用法】鸡蛋开一小孔，将巴豆去皮，去心膜，研成粉，放入鸡蛋中搅匀，取汁滴耳。每日2~3次。连续3个月。

【适应证】适于神经性耳聋，链霉素所致的耳聋等。

6. 独活鸡蛋方

【组　成】独活30克　鸡蛋6枚

【制用法】独活、鸡蛋加水适量共煮，蛋熟敲碎蛋壳再煮1刻钟，只吃蛋。每日1次，每次2枚。3日为1疗程。连服2~3个疗程。

【适应证】治疗内耳眩晕症（美尼尔氏综合征）。